AF465905

PENSÉES
SUR LA CHIRURGIE.

A Monsieur Hallé.

Turgenev

PENSÉES
SUR LA CHIRURGIE,

OU

RÉFLEXIONS

SUR LA NOMENCLATURE, LA CLASSIFICATION, LA NATURE ET LE SIÉGE DES MALADIES CHIRURGICALES;

Par A. G. HUGON, Elève de l'Ecole de Médecine de Paris.

En Médecine, comme dans toutes les sciences, il faut considérer la nature des choses.

A PARIS,

Chez J. Ant. BROSSON, Libraire, rue Pierre-Sarrazin, n°. 9.

1806.

Sous presse, pour paroître très-incessamment.

MÉMOIRE SUR LES MALADIES ORGANIQUES DES OS, par le même Auteur.

A MON PÈRE,

MON MEILLEUR AMI.

A. G. HUGON.

PENSÉES SUR LA CHIRURGIE.

NOTES PRÉLIMINAIRES.

Considérations sur la Nomenclature et la Classification des Maladies. — Appréciation des diverses Bases nosologiques.

LES médecins conviennent des défauts de la nomenclature des maladies, et même de la nécessité de sa réforme. Il me semble cependant qu'avec de légères modifications, il est possible de la rendre assez exacte, et il n'est assurément pas besoin de la changer entièrement, comme quelques personnes en ont formé le vœu.

Il ne faut pas donner des noms particuliers à des maladies qui ont entr'elles une ressemblance essentielle, et qui ne diffèrent les unes des autres que par des circonstances fort accessoires, leur cause déterminante, le tissu qu'elles ont frappé, leur degré plus ou moins avancé, leur marche plus ou moins précipitée ou retardée, etc. C'est le mode d'appareil de constitution morbide qu'il importe sur-tout de considérer, et une bonne nomenclature me paroît devoir reposer sur l'unité ou l'uniformité de nom pour toutes les maladies de même nature ; ou, en d'autres termes, un tableau de maladies absolument semblables étant arrêté, je crois qu'on ne doit admettre pour toutes qu'un nom commun, ou généralement usité, et alors le définir, s'il est inexact, d'après le conseil qui en a été donné, ou fondé sur le caractère et les phénomènes morbides, auquel on ajoute le nom du système ou de l'organe lésé pour indiquer le genre ou l'espèce de l'affection. Le nom seul de la forme maladive intéresse principalement, en effet, le pathologiste, et les dénominations de son siége ne doivent pas être particulières, et différentes de celles admises par les anatomistes. Les applications de ce principe général sont très-faciles. En alliant au mot inflammation le nom du tissu offensé, on forme une nomenclature fort simple de la maladie que le mot sert à nous représenter. De même, en associant au mot cancer la dénomination de la partie affectée, on fixe aisément et d'une manière facile à retenir, la nomenclature d'un autre type morbide. Ces deux exemples suffisent ici pour faire voir la règle que j'établis, et j'aurai soin de la développer dans le cours de mon travail. Il seroit cependant ridicule de se montrer trop rigoureux, et il est bon de faire une exception, au moins momentanée, en faveur de certains mots consacrés depuis long-temps et de ceux qui sont très-expressifs, comme pneumonie, pleurésie, péritonite, entérocèle, épiplocèle, etc.

Quand on établit des classifications, il faut s'attacher à bien saisir leur nature et leurs qualités : toute science est classée d'après son but et son caractère. Chaque partie de l'histoire naturelle a une manière véritable de classification qui n'appartient de rigueur qu'à elle seule, et qui, appliquée à un autre objet, devient indispensablement vicieuse et préjudiciable. La distribution de l'anatomie humaine et comparée n'est pas même, rigoureusement parlant, celle de la physiologie : l'anatomie générale considère les analogies des tissus, et la physiologie les rapports des agens et des phénomènes vitaux. Une classification d'anatomie générale ou descriptive, un ordre physiologique appelés par la nature des faits dont se composent l'anatomie et la physiologie, ne sauroient donc convenir à la pathologie. Celle-ci, qui traite de faits qui leur sont propres, a son caractère qui doit diriger sa distribution, et si on ne le suit, on ne fait plus un cadre pathologique. Le travail du nosologiste est bien évidemment faux, s'il ne classifie point les maladies d'après leur nature (1), c'est-à-dire, en isolant et en particularisant chaque type maladif, à-peu-près comme on a fait pour chaque système organique : il s'agit donc d'examiner une maladie semblable dans un tissu différent. Puisqu'il a recours à des moyens qui ne le regardent pas, son but est essentiellement manqué ; que dis-je ? il ne fait plus de classification, et ne travaille pas pour

---

(1) Une pareille classification, seule convenable à la pathologie générale et descriptive, me paroît seule admissible pour l'anatomie pathologique, qui n'est que le complément de l'histoire des maladies. Si l'on pouvoit séparer les deux parties d'une même science, et si je m'occupois de la dernière, je considérerois d'abord quelques résultats relatifs aux vices de conformation ; j'examinerois ensuite les traces laissées dans les divers systèmes par les inflammations, les phthisies, les sarcômes, les cancers, les gangrènes, etc. ; l'étude des ossifications suivroit

la science en croyant faire beaucoup: il n'a pas même le mérite d'avoir fixé les premiers linéamens du plan nosologique naturel.

Le siége des maladies ne peut servir qu'aux sous-divisions. Prenez les affections du système osseux pour en former une classe de maladies chirurgicales; le rachitisme, l'exostose, les caries, les fongus osseux, les nécroses, les fractures et les luxations composeront certainement une section de lésions vitales et physiques fort disparates. Un ordre nosographique fondé sur les divers appareils ou ensembles d'organes qui concourent tous à un même but, seroit encore plus mauvais que celui basé sur les systèmes anatomiques : il comprendroit des maladies fort différentes de tissus eux-mêmes différens. En choisissant un organe particulier, l'œil, la vessie, l'utérus, etc. pour base d'une nosologie, celle-ci ne seroit guère moins ridicule que les précédentes; les maladies se repousseroient, s'étonneroient de se trouver réunies, et ne seroient plus rangées par familles ou séries naturelles. Une seule bonne raison pourroit permettre et justifier, jusqu'à un certain point, cet ordre pris du siége des maladies : il pré-

---

celle des maladies précédentes. Après cela j'envisagerois les dilatations toniques des agens circulatoires, et ce que peut apprendre une scrupuleuse attention dans les rétrécissemens des réservoirs et des canaux excréteurs. Après des réflexions très-abrégées sur les vestiges impossibles à découvrir des maladies sécrétoires et nerveuses, je passerois aux actions vitales qui suivent les maladies physiques : ici je trouverois la formation de divers kystes, les fractures non-consolidées, les nouvelles articulations, etc.

sente un grand avantage dont la connoissance a presque échappé aux meilleurs pathologistes, et devient très-précieux sous le rapport de l'examen de la succession des actions morbifiques. On étudie très-bien, en le suivant, le passage de l'inflammation à la période phthisique ou chronique, et la conversion de celle-ci en états sarcomateux et squirreux. Il y auroit même un talent particulier et digne, selon moi, des plus grands éloges, à bien distinguer les métamorphoses ou transformations des maladies, et à distribuer méthodiquement celles d'un système ou d'un organe. On ne commenceroit certainement pas par le carcinôme et la gangrène, qui mériteroient d'être placés au dernier rang, et tout-à-fait au bas de la grande échelle des maladies organiques; tandis que l'inflammation figureroit au premier rang.

Les symptômes ne deviennent intéressans pour la classification des maladies, que dans les cas où leur nature est la base nosologique. Dans toute autre circonstance, les symptômes pris en gros produiroient les effets les plus bizarres, un véritable chaos nosographique, et un alliage très-informe de maladies. On verroit une hernie à côté d'un phlegmon préexistant, d'une tumeur cancéreuse et d'un anévrisme. Une simple tuméfaction inflammatoire iroit de pair avec une tumeur cancéreuse ouverte, et celle-ci pourroit se rencontrer avec l'ulcère le moins asthénique, c'est-à-dire, avec le plus simple de tous, et même avec la plaie. Les ordres morbides les plus naturels n'existeroient plus. Où rangeroit-on un grand nombre de maladies? Il reste donc bien évident qu'on ne feroit qu'une classification extrêmement incohérente et très-pernicieuse, en ayant égard à quelques symptômes communs à la plupart des maladies, comme la douleur, l'augmentation de volume et la division des tissus. C'est là cependant la classification d'un grand nombre de chirurgiens, et celle que veulent tous les routiniers!

La durée des maladies seroit moins impropre que les symptômes de maladies de nature différente, à devenir le fondement d'une nosologie. Suivant le temps de leur existence, on divise les maladies vitales en aiguës et en chroniques. Les premières parcourent promptement leurs époques : les dernières ne marchent que lentement, et souvent d'une manière indéterminée et comme illimitée. Mais quoiqu'il importe grandement d'avoir des idées très-exactes sur les maladies aiguës et chroniques, pour les traiter plus avantageusement, on n'en formeroit pas un bon tableau en consultant seulement la rapidité et la lenteur de leur marche fort différente, d'ailleurs, dans les diverses parties organiques : la formation de la cicatrice des parties dures est longue, si on la compare à celle des parties molles. Une phlegmasie marche à grand pas dans sa période active, c'est-à-dire, tant qu'elle est phlegmasie ; elle s'arrête comme à plaisir, et se prolonge d'une manière infinie dans sa période passive : d'où résulteroient sans doute de grands désordres dans la classification. Les maladies d'une classe ou d'un ordre ne seroient pas de nature similaire ; car toutes les maladies aiguës ne sont point sthéniques ou hypertoniques ; et presque toutes les actions sthéniques sont aiguës. Toutes les maladies organiques de longue existence sont bien asthéniques ou atoniques; mais toutes les maladies asthéniques ne sont pas chroniques. En général, il est vrai de dire que, parmi les maladies asthéniques, celles qui sont aiguës sont plus imminentes, et supposent toujours une affection plus profonde de la vie, et son eloignement plus grand de l'état de santé. Aussi la plupart des gangrènes, les fièvres putrides et pestilentielles ou gangréneuses, les lésions organiques au dernier degré, quelques cancers sont des maladies ou des états morbides aigus, quoiqu'essentiellement asthéniques. Les maladies organiques dans lesquelles la vie est moins écartée de son état accoutumé, sont généralement plus durables.

Le traitement des maladies, envisagé seul et d'une manière très-générale, ne donneroit pas des résultats fort heureux. Mais tout s'accorde parfaitement quand on prend leur nature pour guide, et hormis cette classification naturelle, point de classification. Les phénomènes des inflammations, des affections scrophuleuses, des carcinômes, des gangrènes, des hernies, des luxations, etc., et la thérapeutique de ces maladies, ne diffèrent pas essentiellement suivant chaque type maladif. Une luxation, par exemple, offre à-peu-près les mêmes symptômes qu'une autre : il y a dans toutes deux une réduction, une contention, etc.

La base nosologique la plus belle et la plus utile, est donc, sans contredit, la nature ou l'essence des maladies; mais il faut manier cette matière avec adresse et ménagement, et s'attacher aux résultats de l'observation : sans cela, on s'y perd sûrement au lieu d'en profiter. Pour suivre avec le plus grand fruit ce fondement de classification et répondre dignement au titre donné à mon travail, il seroit nécessaire d'avoir reçu de la nature le précieux don de mieux faire que les autres ; il faudroit avoir les plus grandes connoissances anatomiques et sur-tout physiologiques, connoître très-exactement les actes des maladies, et avoir approfondi l'anatomie pathologique ; aussi je n'ai point la folle prétention de publier un ouvrage parfait, quoique considérablement aidé par les travaux des hommes célèbres qui m'ont précédé. Mon but est atteint si j'ai trouvé le sentier qui conduit à la méthode pathologique naturelle, si j'ai pu présenter ou faire naître de nouvelles idées sur la nature des maladies, faire reconnoître la vérité de certaines opinions anciennes, détruire quelques erreurs modernes accréditées, donner lieu à d'autres discussions, et servir, même indirectement, à la progression de la science chirurgicale.... Si mon premier essai dans la carrière médicale a le bonheur d'être accueilli, et parvient à me mériter l'indulgence et l'encouragement de ceux qui étudient la science de l'homme sain et malade, je lui donnerai plus d'extension, en y joignant l'histoire des phénomènes des maladies, et des pensées thérapeutiques.

MALADIES VITALES PRIMITIVES.

Maladies congénitales (vices de conformation).

Leurs différences des difformités accidentelles. — Nature de ces affections ; leur classification.

Les dispositions vicieuses de nos parties naissent dans des circonstances différentes. Certaines sont primitives ou originelles; d'autres sont le résultat d'une mauvaise éducation et de maladies acquises, de l'histoire générale desquelles elles font partie, telles que les difformités qui succèdent aux luxations non-réduites, à d'autres maladies des articles, aux fractures non-consolidées, les courbures rachitiques, les vices des cicatrices, les adhérences contre nature, etc.

Les véritables vices de conformation, ceux qui entrent seuls dans un cadre de maladies primitives, sont un effet d'organisation primordiale: c'est un trouble particulier arrivé lors de la création et du premier développement du germe de nos organes, dans les propriétés vitales et l'espèce d'inflammation naturelle qui président à ces grands phénomènes, qui les fait exister. Nous ne pouvons pas avoir connoissance de leur mécanisme intime ; mais il est certain qu'ils ne sont point produits par des lésions très-profondes de l'organisation une fois bien formée, et c'est en se formant que cette organisation devient vicieuse; par exemple, on n'expliquera jamais parfaitement comment est déterminée la division labiale de naissance: les bords de la fente congénitale paroissent aussi parfaits que les bords des lèvres. Les uns et les autres sont revêtus d'une membrane muqueuse, les forces organiques sont actuellement dans un état d'intégrité complète, et l'examen anatomique des tissus n'apprend aucune différence importante. Le bec-de-lièvre congénital est donc aussi naturel que le bord même des lèvres. Comment expliquer d'ailleurs la formation des parties surnuméraires, donner une théorie heureuse de l'absence de quelques organes, du vice de situation de quelques autres? Il faut évidemment tout rapporter à l'époque de la formation de l'organisation première, époque vraiment obscure et difficile à étudier. Tout est vital dans les vices de conformation, et je devois dès-lors les placer parmi les maladies dépendantes du trouble de la vie.

Les vices de disposition organique primitive, que la chirurgie est susceptible de réformer avec plus ou moins de succès, constituent une petite série très-naturelle des maladies permanentes, directement opposées aux maladies accidentelles. Il est cependant très-difficile de les ordonner d'une manière très-satisfaisante. Les pathologistes même qui les ont réunis aux déformations secondaires, n'ont offert qu'un cadre nosologique assez imparfait.

Tableau des Maladies congénitales.

Imperforations (1)
- des paupières,
- du conduit auriculaire,
- du rectum,
- du prépuce,
- de l'urètre,
- du conduit utérin.

Divisions. . . . .
- des lèvres (division labiale de naissance, bec-de-lièvre congénital),
- de l'urètre (division urétrale ou hypospadias).

Filets de la langue et du gland.

Torsion congénitale des pieds (pieds-bots).

---

(1) On conçoit aussi bien, sans doute, un état vicieux de nos ouvertures naturelles que leur condition la plus parfaite; mai

Maladies organiques.

Nécessité de ne point isoler ces maladies, et de les classer suivant le type de lésion vitale. — Considérations sur leur origine. — Symptomatologie générale. — Changemens dans la sensibilité (douleurs organiques). — Changemens dans la tonicité. — Lésions d'exhalation. — Lésions de nutrition. — Transmutations organiques. — Ulcérations. — Fistules. — Cicatrisations. — Lésions capillaires. — Changemens dans la température des parties. — Phénomènes généraux. — Annotations thérapeutiques. — Reproches faits aux Chirurgiens. — Idée générale des Maladies vénériennes.

On ne peut point isoler les maladies organiques, c'est-à-dire, les lésions des forces toniques qui président à la circulation capillaire, à l'exhalation, à l'absorption et à la nutrition, dont le résultat est un trouble ou un changement plus ou moins manifeste de l'organisation naturelle ; on peut seulement examiner la part que prennent à leur formation ces diverses fonctions. Les inflammations, par exemple, considérées par les chirurgiens comme des tumeurs formées par le sang contenu dans les vaisseaux capillaires, montrent trois ordres de phénomènes organiques bien distincts, des dérangemens capillaires, exhalatoires et nutritifs. Que doit-on penser, après cela, de l'opinion des médecins qui attribuent chaque

on peut comprendre différemment quelques-unes de ses modifications : les forces toniques tendent toujours à rapprocher les parois de nos conduits et à les faire disparoître. Je crois cependant que la première explication est la véritable.

ordre de maladies à un système particulier de vaisseaux ou à des humeurs différentes, et de la division des maladies organiques en tumeurs inflammatoires (purement formées par le sang), en tumeurs lymphatiques, c'est-à-dire, produites par la lymphe, quoique celle-ci éprouve des changemens dans les inflammations en formant les suppurations; et en tumeurs proprement dites ou nutritives? Parce que certains effets sont plus évidens, doivent-ils entrer seuls en ligne de compte dans l'explication des différens phénomènes morbides de la vie?

Les forces toniques ou organiques sont susceptibles d'altérations variées, que j'ai dû disposer, suivant leur nature, en autant d'ordres. On pourroit suivre une autre marche, et considérer d'une manière générale les modes d'altération de ces forces; et, après des annotations abstractives sur les phlegmasies, les phthisies, les sarcômes, les cancers et les gangrènes, on examineroit les modifications de ces types maladifs dans les divers tissus, qui deviendroient ainsi des points principaux de ralliement; mais une pareille distribution, quoique heureuse sous le point de vue de la connoissance de la filiation des maladies, en rapprocheroit de trop dissemblables qui réclameroient un traitement souvent opposé: elle n'auroit pas les qualités de la méthode naturelle.

Les maladies organiques, qui seroient mieux nommées toniques, puisque les changemens de structure ne sont que des résultats, sont primitives ou consécutives.

Les premières résultent plus ou moins directement de l'action variée de causes stimulantes ou affoiblissantes.

Les causes stimulantes tendent constamment à produire une action plus vive des propriétés toniques ; mais l'effet pathématique est fort différent suivant l'état actuel de ces propriétés, et le tissu qui en éprouve l'impression. Tantôt les causes excitantes procurent une stimulation vraie : les exemples de cette espèce d'action sont si nombreux, qu'il seroit superflu d'en rapporter. Dans ces sortes de cas, l'action tonique, assez vigoureuse, se met en rapport avec l'excitant : elle est, pour ainsi dire, au niveau de son effort. D'autres fois les causes excitantes, au lieu d'occasionner une action morbide analogue à leur manière ordinaire d'agir, déterminent un état absolument contraire. L'air frappant une surface ulcéreuse ou fistuleuse fort débilitée, augmente souvent sa situation vicieuse, et fait survenir une excrétion fétide et une manière de gangrène ; tandis qu'il rend plus enflammée celle qui l'est déjà. Si le même fluide impressionne un tendon dépouillé, un os à nu, la nécrose arrive directement, si toutefois elle a lieu. Les praticiens ne connoissent pas assez ce mode d'excitation ; aussi quelques-uns commettent de grandes fautes dans leur exercice journalier. M'est-il permis d'en citer quelques exemples qui ont été aperçus, mais non suffisamment appréciés ? La fatalité est telle dans plusieurs cas, que les moyens indiqués sont défavorables. Lorsqu'on dirige des actions trop fortes contre certaines gangrènes, on les facilite au lieu de les arrêter. On hâte et on précipite la marche et la désorganisation des cancers trop avancés, en ayant recours aux enflammans ; et à force d'irriter et d'affoiblir certaines loupes graisseuses et certains polypes, on les fait passer à une condition cancéreuse. Si on emploie les scarrifications dans quelques infiltrations cellulaires, on presse la gangrène; c'est aussi suivant une action analogue, que la carie peut être heureusement convertie en nécrose. Tous ces exemples suffisent, si je ne me trompe grossièrement, pour démontrer invinciblement une manière d'agir des causes stimulantes absolument relative à la foiblesse accidentelle ou naturelle de la tonicité, qu'on est prié de ne pas confondre avec la débilité indirecte de Brown, et à laquelle je donne le nom de stimulation fausse. Il y a en effet, dans tous les exemples rapportés, tendance à l'excitation sans excitation réelle: la tonicité n'est point assez vivace, et elle succombe directement sous l'effort qu'elle tente pour se relever et s'exagérer.

Il existe aussi une débilitation vraie qui répond à la stimulation de même espèce, et une débilitation fausse dont les exemples ne sont pas, à la vérité, fort multipliés. L'excitation d'un os par un fluide irritant produit, généralement parlant, sa nécrose, et la débilitation est propre à exhausser son action vitale. Il est prouvé qu'un os tendant à se nécroser par l'action continuée de l'air, d'un caustique, s'enflamme si on applique des émolliens. On sait aussi que l'inflammation peut être déterminée par des substances putrides lorsque l'action nutritive est fort active. En pratique, on trouve des exemples très-propres à faire sentir la débilitation fausse. Il semble qu'on arrête pour quelques instans les progrès d'un cancer bien caractérisé, en employant des adoucissans ou de fort légers toniques, tandis que les médications phlegmasiques lui impriment une malignité particulière, déterminent son accroissement, des douleurs plus lancinantes, une suppuration plus fétide, etc. Les cures palliatives d'un grand nombre de maladies organiques lentes, reposent absolument sur cette manière d'agir des débilitans; du reste, toutes ces foiblesses fausses se conçoivent très-aisément. Dans le cas de nécrose raconté, par exemple, l'air tend à produire l'inflammation, et l'os, peu vivace, commence à se mortifier : si on diminue cette irritation trop énergique, ou si l'os est plus vigoureux, comme chez les enfans, il peut en résulter un autre effet, et même l'inflammation d'adhésion.

Les maladies organiques secondaires sont, pour ainsi dire, des appendices, des vestiges, et comme des issues nécessaires des maladies qui les précèdent; elles ne sont donc pas la suite directe de causes particulières, quoique certaines circonstances puissent les favoriser : elles existent ordinairement par là même que d'autres ont existé. Ainsi l'inflammation est suivie naturellement de l'état phthisique, et celui-ci peut l'être du sarcomateux et du cancéreux; mais observons que la nature ne fait point de saut dans les révolutions ou tourmentes maladives. La constitution inflammatoire, par exemple, n'est point suivie immédiatement de la cancéreuse : il y a des états morbides intermédiaires très-précieux à observer, puisque le praticien doit savoir en tirer parti. La gangrène seule fait exception, au moins dans plusieurs rencontres : elle fait suite, à ce qu'il paroît, à la phlegmasie, et elle termine le cancer et d'autres maladies atoniques.

Symptomatologie générale des Maladies organiques.

Changemens dans la sensibilité. Tous nos tissus organiques, quoiqu'il ne soit pas rigoureusement démontré qu'ils reçoivent tous des nerfs, sont susceptibles de devenir le siége de douleurs plus ou moins fortes et durables. Si l'on coupe ou déchire, sur un animal vivant, un tissu éminemment sensible, doué, par conséquent, de la texture nerveuse, l'animal manifeste la perception soudaine d'une impression pénible. Dans les parenchymes, les tissus séreux et celluleux, les cartilages, les os, etc., les douleurs ne commencent guère qu'avec l'inflammation et les autres maladies organiques. La douleur organique varie grandement suivant le mode de lésion tonique ou nutritive auquel elle paroît être asservie. La douleur phlegmasique diffère beaucoup de celle des maladies phthisiques. La première, toujours constante et assez considérable, devient fort utile pour l'appréciation des diverses phlegmasies qui siégent profondément; la dernière, nulle ou indifférente dans quelques lésions des parties molles, devient très-vive dans les tumeurs blanches articulaires scrophuleuses, affections de tissus dont la tonicité est peu énergique, et ne change au moins que fort lentement; on diroit que, dans les phthisies où la vie est plus diminuée, les douleurs sont plus prononcées. Dans la plupart des sarcômes non dégénérés des parties molles, les douleurs n'existent pas ou sont presque nulles : le seul sarcôme osseux fait ressentir les impressions les plus cruelles, sur-tout dans ses derniers momens, où il tient de la nature des véritables cancers. La douleur cancéreuse, généralement lancinante et très-forte, diffère singulièrement des douleurs précédentes, et coïncide avec l'extrême de l'affoiblissement de la nutrition, etc. Les douleurs offrent encore des variétés suivant le degré des maladies organiques et les divers tissus qu'elles occupent. On sait très-bien qu'une inflammation légère amène le plaisir, ou est moins douloureuse qu'une autre portée au plus haut point; la douleur d'un cancer commençant est presque étouffée, celle du carcinôme avancé est déchirante et atroce. En général on peut établir sans crainte d'erreur, que plus le trouble de la tonicité est grand, plus les douleurs sont grandes. Il y a même assez de rapports entre la marche aiguë et chronique des maladies toniques et leur état très-douloureux ou indolent : aussi les derniers instans de quelques-unes d'elles causent, généralement parlant, de plus grandes souffrances.

Changemens dans la tonicité. Ce sont les changemens de la tonicité ou contractilité organique insensible qui occasionnent les autres phénomènes des maladies qui troublent plus ou moins profondément le mécanisme animal.

La mutation qu'éprouve la tonicité des vaisseaux exhalans produit le pus et les fluides puriformes. Résultats inévitables d'une exhalation trompée, ces fluides diffèrent par leur consistance, leur couleur, leur odeur, etc. selon le type maladif régnant, son degré, le tissu organique frappé, etc. Le pus inflammatoire n'est plus la simple sérosité des maladies phthisiques. Comparez le pus du phlegmon et celui des phlegmasies viscériques avec le fluide presque aqueux ou mal digéré de certains abcès et des phthisies parenchymateuses, le pus des phlegmasies des membranes séreuses ou splanchniques avec la lymphe des hydropisies ; mettez encore en parallèle avec les fluides précédens le pus cancéreux, lequel découle d'un organe nouvellement engendré qui se détruit ; le pus gluant de la gangrène d'hôpital, celui de surfaces devenues gangreneuses par l'influence de l'air, etc., et vous serez pleinement convaincu des différences des fluides puriformes suivant chaque mode de dérangement des propriétés toniques. Le pus emporte donc des qualités analogues au déréglement vital qui le produit, et il conserve l'empreinte de l'altération tonique qui en est comme le cachet. C'est même d'après cela qu'on conçoit assez facilement la qualité contagieuse de certains fluides, et non d'après des idées qui ne sont plus admissibles dans l'état présent de la physiologie, que les progrès de cette branche de la science de l'homme feront complètement disparoître, et qu'on n'a guère supposées que pour se rendre raison de quelques phénomènes des maladies atoniques, c'est-à-dire, de celles qui sont les plus difficiles à comprendre et à décomposer. Est-il surprenant, par exemple, que du pus cancéreux appliqué sur une plaie ou sur une surface muqueuse, détermine une maladie absolument analogue à sa qualité essentiellement adynamique ou putride ? On pourroit même élever quelques doutes sur la sincérité des cancers contagieux : peut-être ces états sont-ils plutôt gangreneux que carcinomateux.... L'influence des tissus dans la production des fluides purulens est certainement remarquable et sensible ; mais il faut bien se garder de l'exagérer, à l'exemple de quelques médecins, qui, pour la prouver plus sûrement, font vîte une comparaison fort injuste, en rapprochant des fluides de maladies directement opposées. Les modifications des produits purulens par les systèmes organiques ne sont donc pas aussi grandes qu'on a aimé à le raconter, et dans leur étude, il est besoin de ne pas faire de fausses applications..... Que faut-il donc penser, après toutes les idées précédentes, des expériences faites sur le pus par divers auteurs ? On a sans doute de bonnes raisons pour croire que ces auteurs ont pris de préférence du pus découlant de surfaces enflammées et celluleuses ; mais on peut en avoir d'autres pour penser qu'ils ont commis souvent des méprises en expérimentant sur des fluides plus ou moins séreux et phthisiques. Ont-ils songé à l'influence des tissus, aux circonstances particulières dans lesquelles se trouvoient engagés les malades, au degré de la maladie, etc. ? D'ailleurs, aux époques où des expériences sur la nature et les différences des produits de la suppuration ont été entreprises et exécutées, la chimie n'étoit pas assez avancée pour qu'on puisse regarder les résultats qu'on a obtenus comme parfaitement satisfaisans, etc.

Les changemens qui arrivent à la nutrition décident les mutations organiques. Les premières transformations de structure ne sont pas toujours bien manifestes ; ce n'est qu'à mesure que les types mor bides croissent et se développent, qu'elles deviennent plus réelles et plus apparentes. Dans les inflammations, les produits du dérangement de la nutrition ne sont que rarement bien évidens : les seules surfaces partagées nous permettent de voir librement ce qui s'est passé en elles, et dans tous les autres cas, il s'opère des phénomènes intérieurs, une sorte de cicatrisation intercellulaire ou des adhérences. Les désordres organiques sont plus caractérisés dans les phthisies; cependant, dans plusieurs cas, il est presque impossible de calculer ceux qui existent ou qui sont préalables aux ulcérations. Faites comparaison de ce qui se passe dans les phthisies membraneuses, muqueuses et séreuses, avec ce qui a lieu dans les phthisies parenchymateuses, fibreuses et osseuses, et vous vous convaincrez de la difficulté de saisir quelquefois le mode du premier engorgement nutritif topique, qui devient d'autres fois très-manifeste. Dans les maladies organiques lentes par excellence, qui sont les tumeurs proprement dites des chirurgiens, comme les excroissances des ulcères, les fongus primitifs, les squirres et les tumeurs cancéreuses, vraies concrétions organiques, les transmutations de structure sont faciles à reconnoître. Dans tous les cas, les organes affectés sont changés par l'ordre morbide existant : il y a production d'une plus grande quantité de fluide nutritif plus ou moins vivace, organisation de ce fluide, et génération d'une partie vivante, d'un tissu ou d'une excroissance, d'une concrétion; en un mot, d'une substance organisée : une seconde vie commence, un second organe se forme; c'est, si l'on veut, une autre nature qui s'établit. Il ne convient guère, dans l'état actuel de la pathologie, de présenter ces questions : le tissu naturel se conserve-t-il en changeant seulement de caractère, ou se fond-il réellement, et tout ce qu'on voit est-il une partie organisée entièrement nouvelle? Ces deux opinions me paroissent, en effet, rentrer l'une dans l'autre, ou les différences qui existent entre elles sont si subtiles, qu'elles échappent, et l'état organique représenté par la dernière est seulement un degré plus avancé de la désorganisation naturelle. Peut-on concevoir l'existence primitive d'un tissu augmenté et altéré par le changement survenu à sa nutrition ? En général, les mutations organiques sont plus prononcées et plus uniformes dans les extrêmes des vices de nutrition, comme les tubercules charnus des plaies et les tumeurs cancéreuses, qui sont les termes opposés de la dégénérescence organique. Suivant le tissu lésé, il y a plus de variétés dans les maladies phthisiques, lesquelles consistent d'ailleurs, plutôt dans un simple changement de caractère du tissu malade, que dans une exubérance ou superfluité de tissu. Les différences apportées par les organes dans les affections sarcomateuses ne sont pas moins évidentes. Il suffit, pour être convaincu de ces modifications et variétés organiques, de consulter les stéatômes, qui ne sont guère que les lipômes parvenus au dernier degré sarcomateux, les polypes et toutes les différences qu'ils présentent eux-mêmes dans chaque membrane muqueuse, etc.

Les maladies essentiellement nutritives ou assimilatoires sont celles que quelques physiologistes nomment des altérations. Pour justifier le mot qu'ils emploient, et donner une notion extrêmement imparfaite de ce qu'ils veulent exprimer, ils disent que les propriétés de la vie sont exposées à quatre ordres de dérangemens : elles peuvent être excitées, diminuées, abolies, et perverties ou altérées. C'est ce dernier état qu'ils ne conçoivent guère ; et ils emploient un subterfuge pour éviter de montrer l'ignorance dans laquelle ils sont au sujet des maladies vraiment organiques, qui ne doivent pas être rapportées à un type absolument spécifique de la vie, et diffèrent de son augmentation ou de sa foiblesse. Quel sens, en effet, attacher au mot altération qu'on n'a jamais défini ? N'est-ce pas un de ces mots qu'on présente à tout propos, et qu'on veut présenter pour n'être point trouvé en défaut, qui courent les rassemblemens de médecins comme le mot irritation, qui est aussi un grand cheval de bataille ?

L'accumulation des produits exhalés dans un tissu, et la naissance des sucs nutritifs font paroître elles-mêmes d'autres phénomènes.

Dans les collections des fluides purulens, comme dans les phlegmons abcédés, cellulaires et parenchymateux, la division naturelle des tissus est produite d'une manière à-peu-près physique, et le vice de la nutrition ne paroît pas y avoir une grande part, sur-tout s'il n'est pas trop exagéré. Cette ouverture spontanée de tissu ne doit pas porter le nom d'ulcère durant son inflammation ; elle ne mérite cette dénomination que dans le cas où elle devient atonique. Ce qui se passe dans un abcès phlegmoneux est précisément le contraire de ce qui a lieu dans une plaie : ici la lésion de texture préexiste et détermine la lésion vitale ; là, la lésion de la vie précède, et détermine le dérangement organique du tissu par la distension et la déchirure de ses cellules.

Dans les maladies plus nutritives que les phlegmasies, et de nature asthénique, l'ouverture naturelle des organes se forme différemment que dans ces affections ; les produits nutritifs non assez animalisés ne contractent que de foibles adhérences ; ils ne forment qu'une substance adhésive trop peu résistante, toujours prête à s'ouvrir ; et on conçoit pour lors quel doit être le mode des ulcérations : les parties qui les supportent s'élargissent, et se laissent gonfler comme celles qui se cicatrisent se rétrécissent. Les ulcères subséquens aux inflammations primitives et aux inflammations des plaies, ceux qui se forment dans les maladies phthisiques, et qui tous sont constitués par la simple érosion et la destruction d'un tissu primordial, commencent, se développent et se maintiennent par le ramollissement des tissus malades, par l'affoiblissement et le mal-aise de leur nutrition, c'est-à-dire, par l'imbécillité des principes nutritifs qui doivent les réparer. Parvenez à enflammer tous ces ulcères chroniques ou phthisiques, vous les faites disparoître, en rendant aux parties qui les supportent une bonne nutrition ; mais tout périt et se détruit dans la débilité ; les concrétions organiques, trop peu compactes et adhésives, sont bouleversées. A mesure que la tumeur cancéreuse vieillit, elle s'affoiblit davantage et passe naturellement à l'ulcération, parce que son organisation, ou plutôt sa concrétion, n'est pas assez ferme pour se soutenir. L'ulcération n'est guère à craindre dans un tissu sarcomateux plus vivant que le carcinomateux.

Après la chute d'une escarre, il reste une ouververture de tissu ; si elle est grenue, rouge et bien vivante, elle ne tarde pas à se cicatriser : elle possède ses moyens de guérison. Mais si les produits nutritifs sont peu actifs, si sa surface est languissante, en un mot, s'il y a disette de vie, elle se consume en vains efforts, et un ulcère s'établit.

Il y a donc de grandes différences relativement à la fréquence des ulcérations, suivant les types pathématiques reconnus. Plusieurs inflammations primitives, et celles avec division de tissu, passent fréquemment et comme naturellement à l'ulcération. Les phthisies sont ou deviennent des ulcères par le fait de leurs progrès ; les cancers tendent toujours à une terminaison ulcéreuse, ou à la forme ulcérative complémentaire des engorgemens nutritifs préalables; et les excroissances, bien différentes en cela des concrétions organiques, sont comme permanentes.

Tous nos organes ne sont pas également exposés soit à l'ulcération nommée primitive par les auteurs, soit à celle qui paroît plus consécutive. La peau, le tissu cellulaire, les parenchymes et les membranes muqueuses sont, sans contredit, ceux de nos organes qui sont le plus souvent ulcérés. Les nombreuses ulcérations de ces tissus ne dénotent pas seulement une disposition particulière, comme quelques chirurgiens l'ont cru ; elles marquent aussi le grand nombre et la variété de leurs affections.

L'ulcération est un phénomène caractéristique

d'un trouble tonique et nutritif; elle ne peut appartenir qu'à lui seul, et, quand on rencontre un ulcère, on peut assurer, sans crainte de méprise, que la tonicité est lésée plus ou moins profondément. Les aberrations des facultés sécrétoires et nerveuses ne nous offrent rien de semblable à examiner : aussi étoit-il indispensable d'isoler les affections que subissent les divers genres de facultés vitales.

La physionomie ou l'apparence des ulcères n'est point par-tout la même. En général leur aspect est relatif à l'essence du type morbide qui les entretient et qu'ils désignent. Certains ulcères ont une étendue considérable ; d'autres sont plus bornés et plus faciles à guérir, toutes choses égales d'ailleurs. Leur figure est différente, et l'ulcère affecte un fort grand nombre de configurations. La forme ronde des ulcères phthisiques retarde leur guérison, comme paroissent le démontrer l'observation et le raisonnement. La surface de l'ulcère est quelquefois enfoncée, disposée en cavité ou sinus, en conduit ou fistule ; d'autres fois elle se trouve à-peu-près au niveau des parties voisines ; enfin elle est saillante, relevée et comme montueuse. Ces différences tiennent ordinairement à l'état vital de l'ulcère ; mais elles dépendent aussi de sa cause déterminante, de sa profondeur, des diverses parties affectées, etc. La conformation des bords ou du contour des ulcères est fort diversifiée. Les parties voisines de l'ulcère participent plus ou moins ouvertement à son état; elles sont bourgeonnées dans l'ulcère carcinomateux, tuméfiées et engorgées diversement dans d'autres espèces d'ulcères, les scrophuleux, les dartreux, quelques-uns vénériens, etc. Il me semble même que les ulcères qui ont paru primitifs à quelques auteurs ne sont que des formes secondaires, et qu'ils reposent tous sur des parois ou des planchers particuliers d'engorgement qui leur correspondent, ou auxquels ils sont semblables, pour parler plus exactement; puisque, suivant mon opinion, les ulcères ne sont que des états que subissent soit des tissus à-peu-près primitifs, comme on l'observe pour les ulcères phthisiques, soit des tissus nouvellement formés comme les bases cancéreuses. Les engorgemens nutritifs qui entourent les ulcères sont donc des parties qui se préparent à soutenir l'ulcération, et qui servent à fomenter celle qui existe déjà. Je ne dois point considérer, à l'imitation des auteurs, l'état des propriétés vitales de l'ulcère, puisqu'il l'entretient ou le décide; ni sa coloration, ni les fluides qui s'en écoulent, puisqu'ils sont absolument relatifs au type de l'action vitale et à la nature des tissus: l'état d'ouverture de ceux-ci, quoique modifiant légérement les fluides purulens, ne peut influer essentiellement sur leur nature; j'observerai seulement que les fluides puriformes qui s'échappent d'une partie organisée en état d'ulcération, ne sortent pas, comme le sang, du système capillaire d'un tissu réellement coupé: il se fait une véritable exhalation maladive ou transsudation vitale; la modification de la tonicité des exhalans naturels ou de ceux nouvellement formés les fait naître.

Les chirurgiens ont toujours fait une division particulière pour les ulcères, ou les ont classés avec les plaies et les fractures; mais on ne doit pas faire entrer ces formes organiques, simples ouvertures naturelles de nos tissus, dans un cadre nosologique. En effet, ou les ulcères sont très-manifestement symptomatiques, et ils rentrent alors dans l'histoire des maladies ou des états qui les précèdent, et dont ils sont seulement le complément ; ou ils paroissent primitifs, et ne sont qu'un mode, qu'une forme de débuter ou de procéder d'une maladie assimilatrice : ils sont toujours semblables à d'autres états ou configurations pathologiques, dont ils ne doivent pas être séparés, et dont ils sont uniquement des degrés plus marqués. Faut-il être surpris, après cela, des divisions plus ou moins vicieuses, vagues et arbitraires présentées sur les ulcères, dès qu'elles ne reposoient sur aucune base solide ?

Aux ulcères qui supposent un mal-aise de nutrition, une assimilation très-incomplète et comme trompée, on a coutume de réunir les fistules (1), maladies essentiellement chirurgicales, qui ne doivent pas entrer dans une classification de maladies primitives. Elles ont été nommées ainsi parce qu'elles ont en général la forme d'un conduit ou tuyau.

Les fistules cutanées et les fistules cellulaires (fistules ulcéreuses), produits de maladies organiques préalables, sont entretenues par une cause pareille, et le résultat du dédoublement de la peau, ou de la

---

(1) Marvides range les fistules sous six genres : elles dépendent d'un vice de la peau, de corps étrangers retenus, de la carie, de l'ouverture de quelque canal ou réservoir, de la pénétration dans quelque cavité, ou elles existent avec des callosités.

destruction du tissu cellulaire ; les surfaces fistuleuses sont frappées d'atonie, et exhalent un fluide séreux qui s'oppose en partie à leur conglutination. Ces fistules méritent vraiment la dénomination qu'elles portent, et ne sont point de fausses fistules, comme le prétendent quelques pathologistes: elles ne peuvent donc pas être rangées parmi les ulcères proprement dits. Dans les ulcères, la débilité tonique fait tout; dans les fistules, il y a bien asthénie de leurs surfaces; mais celle-ci n'est ordinairement qu'une chose fort accessoire. En effet, si la cause de la fistule est détruite, cette légère asthénie n'empêche point la guérison, qui a une grande tendance à s'opérer. Cette tendance est sur-tout remarquable dans les fistules des conduits excréteurs avec simple ouverture et sans complication du dépouillement ou du dénuement de la peau : il suffit d'empêcher le passage du fluide qui nourrit la fistule, pour que celle-ci cesse bientôt. Les fistules se distinguent donc non-seulement par leur conformation, mais encore par le bon état vital de leurs surfaces.

Les fistules symptomatiques avec carie, nécroses des parties fibreuses ou osseuses, corps étrangers retenus, et avec suppurations intérieures et splanchniques, qui doivent être envisagées à l'occasion des maladies qui les font exister, sont maintenues et comme affermies par le seul passage continuel des fluides puriformes, et, si ce passage cesse, ces fistules tendent à la cicatrisation : il n'y a pas en elles-mêmes de vice idiopathique ; il faut donc encore les distinguer des ulcères.

Les fistules des glandes sécrétoires, des réservoirs

et des canaux excréteurs sont alimentées par la sortie des fluides respectifs, et succèdent à des maladies organiques ou à des lésions primitives de continuité : elles ne doivent donc pas prendre place dans une table nosologique, quoiqu'elles méritent un rang distingué dans la pathologie descriptive. La dilatation excessive du sac lacrymal, par l'accumulation des larmes et du mucus palpébral, est suivie de sa déchirure ou érosion, de la formation de petits abcès lacrymaux, et de l'établissement d'une ouverture nommée fistule lacrymale, par la raison qu'elle est entretenue uniquement par le passage des larmes. Les plaies de la parotide et de son conduit excréteur, des autres glandes salivaires, et quelques maladies organiques de ces parties, se terminent par des fistules. On a vu la vésicule biliaire fort distendue par la bile et des calculs biliaires, adhérente aux parois de l'abdomen, se crever, et ses crevasses rester fistuleuses. La crevasse de la vessie et de l'urètre, la gangrène de ce conduit et des plaies de l'appareil de l'urine, sont les causes des fistules urinaires. Les ouvertures fistuleuses de l'estomac succèdent à des blessures de cet organe, ou à des tumeurs chroniques de sa face antérieure et des parois abdominales, qui ont contracté des adhérences intimes à l'occasion d'un coup, d'une compression, etc. Les fistules intestinales s'établissent à la suite de la gangrène ou des plaies des intestins. Les fistules à l'anus, soit simplement extérieures, soit avec lésion et perforation du rectum, succèdent aux abcès ou dépôts de cette partie.

Il faut distinguer avec soin les fistules des glandes

sécrétoires de celles des conduits excréteurs. Les dernières sont généralement plus difficiles à guérir, et les raisons en sont notoires.

La guérison de quelques fistules devenues de véritables ulcères fistuleux, ou des ulcères en manière de sinus, entretenues par la destruction du tissu cellulaire, le passage ou le contact de fluides, et sur-tout par l'atonie des surfaces, a été expliquée d'une manière presque mécanique, et par la simple accumulation de la graisse qui favorise, à la vérité, l'agglutination des surfaces, dans les cas où les malades s'adonnent à la bonne chère; mais cette médication n'est pas l'unique déterminée par un bon régime; il ne faut pas oublier que la nature ne hait pas, dans les cas indiqués, les fortifians très-propres à remonter et à ranimer la vie des surfaces fistuleuses, ou plutôt alors ulcéreuses.

Le rapprochement des ulcérations et des cicatrisations me paroît très-avantageux pour mieux faire comprendre les unes et les autres de ces actions: les contrastes sont si utiles!

L'ulcération vraiment organique, soit celle des maladies phthisiques, soit celle des affections cancéreuses, se forme et s'entretient par l'imbécillité des principes de construction ou de nutrition d'une partie. La formation des cicatrices dont on parle ordinairement en traitant des plaies, qui est cependant relative à la clôture de toute division ulcéreuse, fistuleuse ou traumatique, et à la guérison des maladies organiques, et qui mérite dès-lors un autre rang et d'autres considérations, est un phénomène absolument opposé à l'ulcération. Dans le phénomène si intéressant de la cicatrisation, la nature est vraiment efficace et bienfaisante, en même temps qu'admirable. Le fluide résultant de la nutrition active et exagérée s'organise réellement et devient un tissu Les bourgeons charnus ne sont pas, en effet, du simple tissu cellulaire dilaté par du sang, mais une matière nouvelle, une substance organisée d'une manière durable et immuable, lardacée ou semblable à la couenne du lard; en un mot, il arrive une transmutation organique, puisqu'on ne découvre rien de l'organisation primordiale. Il règne pour leur formation une véritable inflammation de nutrition, susceptible elle-même de passer à l'état chronique ou atonique. Les bourgeons charnus sont actifs ou inflammatoires quand ils ne sont pas trop développés, qu'ils ont une couleur vermeille, et fournissent une suppuration louable. Ils sont passifs, et dans un état opposé à leur phlegmasie, s'ils forment des fongus, s'ils perdent la belle couleur qui naguère les caractérisoit et deviennent grisâtres, et s'ils versent un pus séreux et fétide. Les deux états contraires des bourgeons charnus sont d'autant plus importans à bien connoître, que c'est par eux qu'on s'accoutume et qu'on parvient à acquérir de bonnes idées sur les affections fongueuses et cancéreuses, qui ne sont que des pousses charnues, ou des tubérosités celluleuses plus ou moins asthéniques.

Suivant cette opinion sur la cicatrisation, fondée sur la physiologie et l'anatomie pathologique, il ne se fait pas une régénération de parties qui tend à diminuer la perte de substance occasionnée, mais seulement une génération de substance propre à produire la cicatrice. La phlegmasie nutritive a ses limites qui ne lui permettent pas de vivre long-temps : tel est le caractère de toutes les actions phlegmasiques ; les produits atoniques de la nutrition sont seuls désordonnés, et, pour ainsi dire, infinis. Les réparations presque complètes de certains organes ne seront donc pas des parties régénérées, et leur prétendue régénération est une des plus grandes absurdités qui aient infesté la médecine, et couvre de honte ceux qui ont osé la soutenir ; elles tiennent à l'état du système cellulaire graisseux, ou elles ne sont qu'apparentes et mensongères comme les déperditions auxquelles elles font suite.

Toute partie qui se cicatrise, se resserre ou se rétrécit par l'influence de ses propriétés toniques ; celles-ci tendent à rapprocher ses cellules, et lui font présenter une moindre surface. Il faut bien distinguer le simple dégorgement de la partie de son rétrécissement réel. Le premier phénomène précède ; le second lui fait suite. L'un est dû à la libre circulation capillaire, à la suppuration et à l'absorption ; l'autre est lié à la nutrition ; il est comparable aux rétrécissemens toniques de nos canaux, à l'oblitération d'une artère enflammée, par exemple : les cicatrices ne peuvent donc pas être aussi grandes que les surfaces divisées.

Quelques cicatrices répondent encore moins que d'autres à la grandeur des surfaces partagées ; mais cela tient à une circonstance particulière. Depuis long-temps on a remarqué que les ouvertures naturelles de nos tissus, de parties phlegmoneuses, par exemple, étoient suivies de cicatrices plus fines et moins sensibles que celles des divisions faites avec l'instrument. Voici comment il faut entendre ce fait, dont aucun auteur n'a donné l'explication, et qui inquiète encore beaucoup de personnes. Deux ouvertures, l'une produite par la nature, et l'autre par l'art, égales en apparence, ne le sont pas en effet; la première est plus petite; ses bords gonflés, déchirés et comme renversés, doivent la faire paroître aussi grande que la seconde; sa cicatrisation, qui suivra son dégorgement, sera donc plus petite.

Il n'y a point de différences essentielles et totales entre les cicatrisations médiates et immédiates, entre celles des parties molles et des os.

Toute partie divisée ou non entamée verse et fournit du suc nutritif: s'il est actif et bien vivant, il donne lieu à une bonne carnification, et à la cicatrice ou à des adhérences; s'il est moins animalisé, le suc ne peut décider qu'un tissu ou une concrétion organisée qui tourne sans cesse à l'ulcération. Aussi le grand talent consiste, dans la curation des divisions des tissus, à modérer l'action tonique trop exhaussée, qui peut nuire à la cicatrisation, et à s'efforcer de remonter celle qui est dans un état d'imbécillité.

Dans les réunions immédiates, dont quelques-unes ne méritent pas, strictement parlant, cette dénomination, la couche organique intermédiaire est peu considérable et seulement linéaire: le suc nutritif s'organise uniquement pour former une lame, une feuille, et pour coller vitalement les parties divisées. La chose est absolument la même dans les os et dans les parties molles. La substance solidifiée interposée est plus considérable dans les réunions que je nomme médiates. La quantité de suc nourricier et des tubérosités charnues est plus grande, puisqu'il faut plus de tissu pour la réunion des parties séparées et souvent trop écartées. Les substances intermédiaires aux fragmens de certains os, de la rotule, du col du fémur, n'annoncent rien de spécifique, et dépendent uniquement de l'organisation d'une plus grande quantité de suc osseux ou nutritif des os. On retrouve aussi dans ces organes, les mêmes phénomènes relativement à l'état sthénique et asthénique de leurs bourgeons charnus. Ceux-ci peuvent-ils bien se développer, sont-ils dans un état inflammatoire, le cal se forme. Sont-ils dans un état chronique, l'os ne peut-il pas fournir à leur accroissement et à leur bon tempérament, la fracture ne se consolide pas, et devient un ulcère phthisique osseux. Aussi le procédé par lequel on fait frotter les surfaces des fragmens, n'est pas si ridicule que quelques personnes ont aimé à le faire croire. Cette opération est, en effet, propre à ranimer la fracture chronique, et à exciter l'action languissante des surfaces fracturées. L'observation a démontré plus d'une fois ses avantages.

Quiconque veut se former des idées très-exactes sur l'ulcération et la cicatrisation, doit les opposer à deux états morbides semblables des tissus non-divisés, aux stades aiguë et chronique de l'inflammation, lesquelles se trouvent être en rapport avec deux mutations différentes de la nutrition. Dans l'état inflammatoire, il y a direction à la guérison : une sorte de cicatrisation intérieure ou intercellulaire a lieu, quoique d'une manière cachée, occulte. Dans l'état chronique, dans les phthisies et les tumeurs carcinomateuses, il y a tendance à la perpétuité de la maladie organique, une manière d'ulcération intérieure, occulte, ou au moins une disposition à l'ulcère qui n'est que l'extrême de la condition organique lente et atonique. La division des tissus d'abord réunis et l'agglutination de ceux qui étoient ouverts, ne sont donc pas des phénomènes particuliers, et entièrement différens de ceux qui ont lieu dans les maladies organiques, sans division de texture apparente.

Quelle est l'influence des vaisseaux capillaires dans la formation des diverses maladies organiques? Dans les phlegmasies, ils subissent le même sort que l'exhalation, l'absorption et la nutrition; ils sont plus pleins et plus actifs, et la progression du sang capillaire est plus rapide; d'où résultent les battemens des tumeurs phlegmoneuses, l'espèce de pesanteur ou de roideur des parties inflammées, et peut-être l'augmentation de leur température. L'état du système capillaire est moins évident dans les maladies plus organiques que les inflammations; on peut encore néanmoins l'étudier dans plusieurs rencontres, quoiqu'il n'y joue pas un rôle essentiel; le catarrhe phthisique de l'œil, les abcès scrophuleux, les tuméfactions des ulcères vieillis, etc. existent avec gonflement et rougeur. On ne doit pas même s'en laisser imposer par cette coloration trompeuse, qui ne dénote que la lenteur de la circulation du sang dans les capillaires asthéniques et comme variqueux. Dans les gangrènes, les capillaires sont le siége d'une grande quantité de sang, qui y devient noir par son séjour et un commencement de putréfaction. Des tumeurs fongueuses et cancéreuses répandent une assez grande quantité de sang, souvent difficile à arrêter, quand on les déchire en quelque manière, et leur système capillaire est vraiment dans un état particulier d'adynamie et d'érosion ou d'ulcération secondaire. Enfin, les vaisseaux capillaires versent le sang dans les plaies sans lésions d'artères considérables; les pores exhalans fournissent, suivant leur état, les suppurations actives et passives, et le trouble de la nutrition fait naître les cônes charnus et les hypersarcoses.

Changemens dans la température du tissu malade. Il est fort difficile de calculer les mutations de température d'une partie morbide, puisque, dans les circonstances les plus propres à leur appréciation, on ne parvient qu'à des résultats énigmatiques ou très-infidèles, et toujours imparfaits : cependant l'état de la chaleur animal est généralement celui de la tonicité. Cette propriété est-elle excitée, comme dans les inflammations, la température des parties paroît s'augmenter de deux ou trois degrés. Dans les asthénies organiques, elle est en général diminuée, et plus encore dans certaines circonstances que dans d'autres.

Phénomènes généraux. Ils n'ont pas encore été bien étudiés par les chirurgiens; ils méritent cependant la plus grande attention, sur-tout dans quelques circonstances plus imminentes. Leur nature ou essence est généralement la même que celle des symptômes locaux qui les font naître comme par une espèce de propagation et d'irradiation maladive.

Dans une inflammation locale, tout l'organisme, c'est-à-dire, l'ensemble des parties organisées, participe plus ou moins fortement à une affection semblable, quoique infiniment plus légère, nommée avec raison fièvre inflammatoire secondaire. Les maladies organiques de nature chronique suscitent une fièvre atonique lente, ainsi nommée, parce qu'elle se développe ordinairement d'une manière successive. Quelquefois cependant elle est plus prompte; mais alors plus prononcée, elle se rapproche de la fièvre putride, à-peu-près comme une maladie chronique locale passe à un état gangréneux plus ou moins complet. Enfin, quelques gangrènes ou débilités locales promptes décident une fièvre adynamique. Ces idées, qui ne sont que l'énoncé des faits observés, s'accordent parfaitement avec certains phénomènes qui suivent les fièvres primitives, et qui en sont des états complémentaires. Dans les fièvres phlegmasiques, diverses parties organiques s'affectent plus profondément, et sont le siége d'hémorragies actives et de congestions inflammatoires particulières. Une débilité générale de nature chronique, et portée très-loin, fébrile ou non fébrile, se signale par des symptômes organiques plus caractérisés, et dans les fièvres adynamiques très-prononcées, des gangrènes de divers tissus se manifestent. Je crois que ces deux séries d'actions, celles d'abord locales devenues générales, et celles primitivement universelles devenues plus intenses dans certaines parties, prouvent d'une manière péremptoire les analogies des maladies organiques partielles avec les universelles, la vérité des idées précédentes présentées sur les fièvres, et leur mode de succession à des affections topiques (1).

Annotations thérapeutiques. Tout ce qu'on fait en traitant les maladies organiques, peut-être rapporté à deux points principaux de considérations : on tend à produire des actions vitales, ou on produit des actions physiques.

Actions vitales. Les chirurgiens peuvent rappeler une lésion vitale à l'état de santé, d'une manière plus ou moins directe. Quelquefois il ne faut que faire cesser un simple trouble existant, et toute idée de maladie se trouve complètement dissipée. Malheureusement les circonstances où le retour direct de la tonicité altérée au type de santé est possible, ne sont pas les plus nombreuses, et il arrive principalement dans quelques cas phlegmasiques et phthisiques peu prononcés. Pour obtenir cet effet, le chirurgien doit plutôt observer la nature rigoureuse, que chercher à la troubler dans sa marche, sur-tout par des moyens contraires à son but. S'il prodigue les débilitans dans certaines phlegmasies, il ralentit tellement l'action vitale, que ces maladies passent à l'état chronique ou phthisique. S'il applique imprudemment des irritans sur une surface très-en-

(1) En conservant la classe des fièvres dans un cadre nosologique, je ne les distribuerois pas comme l'auteur de la Nosographie philosophique. Elles sont sthéniques ou asthéniques ; les premières sont les inflammatoires ou phlegmasiques ; parmi les dernières, les unes, comme les adynamiques ou gangreneuses (putrides, malignes et pestilentielles), sont aiguës, et correspondent aux gangrènes locales ; les autres, comme les rémittentes et intermittentes lentes, correspondent aux maladies organiques chroniques.

flammée, ceux-ci augmentent encore l'état d'excitation, hâtent et activent la suppuration ou produisent la gangrène : des deux côtés, il y a beaucoup à redouter. D'autres fois la vie est ramenée, ou plutôt rappelée d'une manière plus indirecte à l'ordre préalable et hygiénique. Ce n'est plus un simple retour de la force vitale lésée à l'état naturel, c'est la conversion de la lésion existante en une autre, que la nature ou le pouvoir de la vie peut terminer facilement, ou qu'il est possible de faire cesser heureusement. Les maladies organiques lentes guérissables passent à un état inflammatoire plus ou moins bien caractérisé. Si elles ne peuvent subir ce bien-être, cette condition heureuse, il n'y a point de guérison à attendre, point de solution avantageuse à espérer. Il faut donc tâcher de transformer ces états chroniques en inflammations, ou même en gangrènes; car on pourra peut-être un jour tirer un grand parti de ces dernières mutations organiques. On sait depuis long-temps convertir la carie en nécrose, et la nature nous a montré plusieurs fois que les gangrènes de tumeurs chroniques étoient favorables. Pour exciter ces inflammations bienfaisantes, et ces excitations heureuses de la nutrition, et mener à la guérison, il ne faut pas toujours agir brusquement; on ne médicamente pas d'une manière soudaine les maladies organiques lentes très-imminentes, comme les cancers très-avancés ; on s'efforce de faire suivre à ces maladies le chemin contraire à celui qu'elles ont tenu pour se former, dans un temps non pas correspondant à celui qui leur a été nécessaire pour se développer, mais dans un temps assez long; autrement on n'évite pas la stimulation fausse dont nous avons parlé ; en suivant même cette marche, qui paroît la plus convenable et la plus approuvée, on ne parvient pas toujours au but desiré : à force d'exciter et de tourmenter l'action vitale, elle se lasse de répondre et s'éteint successivement. Dans d'autres circonstances, il est permis d'agir plus vivement et dans un temps moins long. Pour traiter un ulcère carcinomateux de la peau, dont les effets ne sont pas fort à redouter, on emploie des caustiques énergiques dans un temps très-court, et on obtient l'escarrification de la surface ulcéreuse, et la phlegmasie des parties voisines, phénomène du dernier intérêt pour la guérison complète de la maladie, et la résolution parfaite, ou l'absorption de l'engorgement nutritif. Mais comment rendre inflammatoire une tumeur cancéreuse ouverte du sein, du testicule, une phthisie viscérique, articulaire fort avancée, etc.? D'ailleurs, lors même qu'on peut produire une inflammation brusque de certaines parties, on ne doit pas chercher à l'exciter. S'il est prudent d'enflammer la tunique péritonéale ou séreuse du testicule, certains kystes, etc., le seroit-il d'enflammer le poumon, le foie, le rein, le péritoine, la plèvre dans les phthisies de ces parties, etc. ?

On peut donc établir comme un aphorisme rigoureux de thérapeutique chirurgicale, que toute maladie organique ne guérit vitalement qu'autant qu'elle peut être ou devenir une inflammation plus ou moins bien prononcée, un état actif des capillaires, des exhalans, des absorbans et de la nutrition. De quel œil favorable ne faut-il donc pas regarder ce type morbide salutaire! la nature nous l'a donné comme pour nous dédommager de tous nos maux: malheureusement le retour heureux d'une maladie tonique lente à l'inflammation est impossible dans un grand nombre de cas, qui sont vraiment les écueils des médecins. Les chirurgiens penseurs ont déjà démontré de quel prix est un certain degré d'inflammation des ulcères pour leur cicatrisation: je n'ai fait qu'étendre cette belle idée.

Actions physiques. Les moyens physiques, c'est-à-dire, les opérations propres à la guérison des maladies éminemment nutritives, comme les soustractions des parties affectées, les cautérisations, etc., sont les dernières ressources de l'art chirurgical, et ils naissent de l'impossibilité du rappel de la vie, à sa situation primordiale et la plus parfaite. Que peuvent la chirurgie médicamenteuse ou pharmaceutique, et la chirurgie hygiététique ou diététique, dans une gangrène confirmée d'un membre, dans une désorganisation cancéreuse avancée, et dans toutes les maladies organiques à profondes racines? Certes, il n'est pas au pouvoir du chirurgien de ranimer une partie privée de vie; il ne peut pas non plus restituer dans leur rithme naturel des parties dont l'ordre animal est détruit: il n'a que des moyens opératoires pour seconder ses vues. Heureux celui qui sait retirer de ces moyens tout le parti possible, et les faire servir à la santé et au salut de ses semblables!

On doit faire plusieurs reproches justement fondés aux opérateurs.

En rendant un hommage mérité au génie de ceux

qui ont inventé des procédés heureux, et à l'adresse de ceux qui opèrent d'une manière si étonnante, on ne peut passer sous silence l'espèce d'abandon qu'ils ont tous fait de l'histoire naturelle des maladies, principalement des maladies organiques, et leur mépris pour cette partie si essentielle, la pathogénie ou l'histoire de l'origine des maladies. Aussi, et je ne dois pas craindre de le dire à eux-mêmes, la connoissance la plus exacte des maladies chirurgicales n'éclaire pas la conduite du plus grand nombre des chirurgiens, qui diffèrent beaucoup trop des médecins. Les premiers ont tout délaissé pour perfectionner leurs méthodes opératoires, objets de leur prédilection et de leurs études assidues : ils ont cultivé davantage les parties auxquelles une sorte de gloire est malheureusement attachée. Il est résulté de là que la science chirurgicale, plus difficile que l'art chirurgical, et sans laquelle celui-ci n'est cependant qu'un art de manœuvres et un métier grossier, a encore besoin d'être étudiée sérieusement : elle n'est assurément pas plus avancée que la médecine sous le point de vue de la connoissance des désordres vitaux, quoiqu'elle ait plus d'avantages et plus d'éclat du côté de la pratique dans ces maladies, soit par rapport à leur siége, soit à cause d'un genre de moyens thérapeutiques particuliers. Plusieurs chirurgiens ne connoissent pas assez bien les cas des opérations; ils n'ont pas assez étudié la partie du pronostic, etc. Les derniers ont plus travaillé l'histoire des maladies internes sans la connoissance de laquelle ils ne pouvoient pas compter de succès; elle étoit peut-être plus difficile; les maladies étoient moins apercevables, et on devoit d'abord faire des théories, bâtir des systèmes qui ont souvent rendu la médecine malade, mais qui ont enfin conduit à des vérités qui ne sont plus contestées.

L'indifférence de la plupart des opérateurs, pour apprécier les effets vitaux de leurs procédés, mérite aussi d'être blâmée : ils n'ont pas, en effet, assez réfléchi sur les résultats d'une opération sur les propriétés de la vie. On ne doit cependant pas leur en faire un trop grand reproche; car ils ne connoissoient pas suffisamment les maladies vitales.

Enfin, une inattention qui n'est pas moins grave, c'est celle de traiter trop localement certaines maladies ; ce qui provient de ce qu'on pense tout asservir à l'opération qu'on regarde trop comme la chose principale et absolument essentielle dans tous les cas.

Malgré ces vices et ces imperfections dans l'exercice de la médecine opératoire, et tout ce qu'on a pu tenter pour la déprécier, cette branche de l'art de guérir en est vraiment la partie par excellence; elle sera toujours supérieure à la médecine pharmaceutique, et même à la médecine naturelle ou autocratique, dans une infinité de circonstances, relativement à sa certitude, à sa vertu ou à son efficacité reconnue, et aux plus grands services qu'elle rend chaque jour, parce qu'elle a plus de moyens en sa disposition, et se compose de maladies souvent plus faciles à guérir. Elle ne doit plus consister dans l'application seule des moyens essentiellement chirurgicaux : ce malheureux temps de la chirurgie aveugle et brutale n'est plus; elle sait aujourd'hui étudier les maladies qui sont de son domaine et se diriger dans l'emploi des moyens médicamenteux et hygiététiques. Etudiée comme elle doit l'être, elle exige au moins autant de talent de la part de celui qui la cultive, que la médecine, et elle demande des qualités étrangères ou inutiles au médecin proprement dit. D'une part, le médecin opérant doit avoir appris à panser, connoître très-exactement l'histoire des maladies qui sont de son ressort, et les divers côtés par lesquels quelques maladies internes le regardent, les circonstances d'application des opérations, etc.; de l'autre, il a besoin du sang-froid, du courage, de la dextérité et de la perspicacité.

Les maladies organiques chirurgicales ne forment qu'une grande famille que j'ai divisée en cinq ordres, en consultant le type d'altération vitale et l'état anatomique du tissu malade, c'est-à-dire, en me conduisant d'après la physiologie et l'anatomie des maladies, bases les plus solides pour obtenir quelque certitude en médecine, et les plus propres à mener à la découverte de la nature de nos affections.

Les maladies vénériennes ne s'opposent pas à l'établissement d'un cadre nosologique, comme quelques pathologistes inconsidérés l'ont pensé ; ce ne sont que des maladies organiques, et une simple réflexion sur ces affections prouve qu'elles s'accommodent facilement à mon système de classification et d'origine des maladies, sans cesser de faire partie de la même classe, en même temps qu'elle fait disparoître tous les regrets qu'on pourroit avoir de les réunir aux autres maladies qui dérangent secondairement l'organisation. Elles ne sont, en effet, que des phlegmasies, des phthisies, des sarcômes et des gangrènes : aussi est-il extrêmement vrai de dire, quoiqu'on n'en ait pas précisément donné la raison, que le virus vénérien est un Protée ou un caméléon, puisqu'il s'offre sous les formes ou sous les couleurs du plus grand nombre de maladies organiques produites par différentes causes, et n'en affecte même pas de particulières. Le catarrhe urétral actif, les inflammations ulcéreuses de quelques parties des membranes muqueuses et de la peau, les gonflemens aigus des glandes absorbantes, sont des exemples de phlegmasies vénériennes ou spécifiques ; car, il faut le dire, elles présentent vraiment quelque chose de particulier. L'affection catarrhale chronique de l'urètre, les ulcérations analogues de diverses parties molles, les engorgemens lents et atoniques des glandes, les affections osseuses chroniques, comme le rachitisme, l'exostose laminée et la carie, diverses affections cutanées, sur-tout la dartre et la teigne, etc. sont des maladies vénériennes phthisiques. Toutes les excroissances ou végétations vénériennes se rapportent naturellement à l'ordre des fongus ou sarcômes. Peut-être aussi le sarcôme osseux et quelques cancers sont vénériens, comme quelques observations semblent le prouver. Je serois disposé à croire qu'il existe un scorbut vénérien; enfin, la nécrose peut constituer une maladie vénérienne. Les maladies de Vénus sont donc essentiellement toniques et assimilatrices, et on ne peut plus les considérer isolément : leur histoire s'allie tout naturellement à celle de maladies pareilles. Aucun auteur que je sache, n'a donné cette idée générale de ces altérations, qui est très-propre à fixer leur classification et leur nomenclature (1), et qui doit jeter le plus grand jour sur leur nature et leur traitement.

Inflammations, ou Phlegmasies.

Elles peuvent siéger dans quatre séries de tissus différens. — Elles consistent principalement dans une augmentation de la circulation capillaire, de l'exhalation et de la nutrition. — Beaucoup de maladies réputées phlegmasiques ne le sont pas. — Terminaisons de l'inflammation. — Stade aiguë : délitescence, résolution, suppuration active et gangrène. — Stade chronique : terminaison phthisique, sarcomateuse et cancéreuse. — Classification des inflammations.

On peut considérer l'inflammation partielle dans quatre ordres de tissus organiques.

1°. Dans ceux qui ne jouissent que de la tonicité, de l'exhalation, de l'absorption et de la nutrition dans leur état de santé. Ces tissus sont le cellulaire, le glanduleux absorbant, le séreux, le synovial, le fibreux, le cartilagineux, l'osseux et le vasculaire. Plus la vie d'assimilation sera vigoureuse dans ces systèmes, plus ils seront exposés à l'inflammation. Les tissus cellulaires et séreux dont la vie est plus libre, s'enflammeront plutôt que le fibreux et l'osseux.

(1) Je me ferois un devoir de présenter ici la nouvelle nomenclature des maladies vénériennes, si elle pouvoit être particulière, et si on ne la comprenoit pas d'après ce que j'ai dit; car il n'est rien de plus sale et de plus barbare que les appellations de ces maladies : ce sont celles des maisons publiques et de l'ignorance la plus complète.

2°. Dans ceux qui ont en partage la force et les fonctions précédentes, plus la sécrétion. Les émanations de la salive, de l'urine, peuvent bien être activées par certains médicamens, notamment par le mercure et le nitre; mais ces états ne sont pas ceux que les auteurs nomment judicieusement phlegmasies des glandes. Ces organes, tels que le foie, le rein, le testicule, la mamelle, etc., ont reçu de la nature deux ordres de fonctions : ils se nourrissent et sont le siége d'une fonction particulière. Ce n'est pas cette fonction qui est dérangée essentiellement dans leur phlegmasie, c'est parce qu'ils se nourrissent, qu'ils peuvent s'enflammer. Comparez les maladies nutritives des glandes avec celles qui habitent leurs forces sécrétoires, et vous verrez les différences.

3°. Dans les tissus musculaires et éminemment sensibles. Ces organes sont doués, comme les précédens, d'actions fort différentes. Ils sont irritables ou contractiles, éprouvent subitement des impressions, et en outre ils se nourrissent; ils n'ont même l'organisation que parce qu'ils ont la nutrition, et tout ce qui troublera ou tendra à troubler leur structure d'une manière primitivement vitale, sera nécessairement lié au trouble de cette fonction. Leur inflammation ne siégera donc pas dans leurs facultés accessoires à leur tonicité, nécessaires pour certaines fonctions et susceptibles elles-mêmes de diverses altérations primitives. Un muscle s'enflamme par là même qu'il a la nutrition en partage : son irritabilité n'apporte aucune influence particulière; elle se trouve même diminuée. Dans les angines violentes, les muscles sous-muqueux de la gorge sont affectés par propagation de l'inflammation d'abord membraneuse, et leurs mouvemens accoutumés sont empêchés. L'inflammation péritonéale se communiquant au tissu musculaire des intestins et de la vessie, ces organes creux se laissent dilater par des gaz ou par les urines, preuve évidente de la diminution de leur irritabilité. Le même empêchement musculaire arrive dans le rhumatisme intense et dans d'autres maladies organiques plus prononcées des muscles. Les intestins se laissent enfler par des gaz dans les fièvres putrides, parce que leurs propriétés de nutrition sont diminuées, et l'affoiblissement musculaire général qui existe dans les mêmes fièvres, est un produit de la diminution de la tonicité des muscles. Lors de l'engorgement chronique de la couche musculaire des organes de la déglutition, de la déjection des matières fécales, et de l'excrétion des urines, ces fonctions sont grandement dérangées et même empêchées, etc. En un mot, il me paroît bien prouvé que la phlegmasie des muscles ou le surcroît d'énergie de leurs propriétés toniques, diminue l'irritabilité de ces organes. La sensibilité particulière, car la sensibilité générale est ordinairement augmentée, éprouve dans les inflammations, un changement qui a de la convenance avec celui de l'irritabilité. Les inflammations de la langue et de la pituitaire sont suivies du vice ou de l'abolition de la dégustation et de l'odoration.

4°. Dans le poumon, organe à double système capillaire. On a discuté beaucoup sur le mécanisme de l'inflammation pulmonaire; on a admis une inflammation des divisions capillaires de l'artère pulmonaire, et une inflammation des filières de l'artère bronchiale. La plus petite réflexion met cependant fin à toutes ces divisions ou discussions vraiment puériles, quand on veut voir la vérité. L'inflammation du poumon n'est pas une augmentation de la force circulatoire des capillaires qui servent à transmettre directement le sang de l'artère dans les veines pulmonaires : il ne pourroit en résulter qu'une progression plus grande du sang dans les capillaires qui ne sont point en rapport avec sa nutrition, et cet organe s'enflamme comme jouissant d'un système capillaire nutritif et de la nutrition. Le système capillaire respiratoire est peut-être le siége de ce qu'on commence à nommer coup de sang au poumon.

L'inflammation n'est donc pas une exagération de toutes les propriétés vitales; elle n'est pas même une augmentation de toutes les propriétés et actions organiques d'une partie, puisqu'il reste, je crois, démontré que les sécrétions ne sont pas essentiellement troublées dans les phlegmasies glandulaires : elles se trouvent au contraire supprimées secondairement. On ne peut pas plus raisonnablement définir l'inflammation du poumon de cette maniere : un accroissement primitif des forces circulatoires du système capillaire de l'artère pulmonaire... Elle est sur-tout constituée par une lésion de la sensibilité générale et de la tonicité qui préside à la circulation capillaire générale, à l'exhalation et à la nutrition; ces forces et ces fonctions éprouvent une véritable exaltation : c'est leur état d'enthousiasme.

Plus les vaisseaux modifient les fluides qui les traversent, plus ils participent à la formation de l'état inflammatoire, plus ils en deviennent les auteurs. Les exhalans y prennent une part plus essentielle que les inhalans, dont l'action est plus ou moins interrompue, à l'exemple de celle des sécréteurs, dans les inflammations intenses. La nutrition participe encore plus à l'affection inflammatoire que l'exhalation, sur-tout dans quelques circonstances.

Les lésions de la circulation capillaire, de l'exhalation et de la nutrition, sont très-réelles et manifestement séparées. C'est la plus grande quantité du sang dans le système capillaire, ou sa diffusion dans les aréoles du tissu cellulaire, qui forme la rougeur des tumeurs phlegmoneuses et détermine les battemens qui les caractérisent. La lésion des vaisseaux exhalans est toujours évidente, pour peu que l'inflammation persiste, principalement sur les organes membraneux, comme la peau, les membranes séreuses et muqueuses, et sur des surfaces entamées. Le trouble de l'exhalation, qui fait ordinairement suite à la turgescence du système capillaire ou à la phlogose, constitue ce que les chirurgiens nomment suppuration aiguë. Jean Hunter l'a nommé inflammation suppurative, et je l'appelle inflammation exhalatoire. L'affection de la nutrition arrive bientôt et vient compléter la série des principaux actes inflammatoires organiques. Les chirurgiens en parlent, sans intention précise, sous les noms d'adhérenses qui terminent l'inflammation, de bourgeons charnus actifs et de cicatrisation; Hunter l'a nommée inflammation adhésive, et je la désigne sous le nom d'inflammation nutritive, ou plutôt d'effet nutritif de l'inflammation, pour en montrer et spécifier la source. Hunter, en effet, n'a pas donné la raison de la phlegmasie suppurative et de l'adhésive; ou, à dire vrai, ce grand pathologiste a supposé une action différente des mêmes vaisseaux pour les expliquer, et ces deux grands phénomènes, dont l'un semble déterminer la gravité des phlegmasies, et l'autre tend constamment à les guérir, quand il n'est pas trop énergique, sont des choses absolument semblables pour des fonctions différentes... Ne devois-je pas, d'après toutes ces idées, ranger les inflammations parmi les maladies organiques, dont elles avoient été écartées jusqu'ici? Les suppurations, sur-tout celles qui sont chroniques, altèrent notablement la structure des parties, et le développement des bourgeons charnus amène une organisation spécifique de la partie, une véritable transmutation organique. D'ailleurs j'ai moins considéré, pour cette classification, l'état anatomico-pathologique des parties que le genre des facultés vitales lésées, les maladies subséquentes plus organiques ou nutritives, etc.

Fidèle à ma définition des phlegmasies, je ne donne ce nom qu'à des maladies organiques dans lesquelles il y a vraiment accroissement vital, et en me conduisant ainsi, je dois retrouver à-peu-près les mêmes symptômes; le même traitement, généralement parlant, me deviendra nécessaire.

On ne peut pas regarder, sans erreur, comme des inflammations les catarrhes chroniques, primitifs ou consécutifs, locaux ou constitutionnels, comme l'ophthalmie lente, le catarrhe lacrymal des scrophuleux, l'ulcère chronique du larynx, le catarrhe et l'ulcère phthisique de la vessie; le catarrhe utérin chronique, etc. Les engorgemens de nature lente des glandes absorbantes, les tumeurs blanches articulaires scrophuleuses, les exostoses, les caries, les intumescences rouges qui environnent les ulcères vieillis, ne sont pas des inflammations, comme le pensent les chirurgiens. L'engelure bien prononcée ne présente aucun phénomène phlegmasique, et la congélation est une maladie essentiellement adynamique. La pustule maligne et le charbon, les gonflemens produits par le venin de la vipère et des serpens, les engorgemens primitivement gangréneux qui surviennent dans le cours des maladies putrides et pestilentielles générales, ne sont pas non plus des affections phlegmasiques. On ne dira pas, je pense, que ce point de l'histoire des inflammations qui s'applique à bien tracer leurs véritables caractères, est oisif et purement théorique : les vieux praticiens seront forcés de convenir qu'ils commettent les fautes les plus graves, parce qu'ils ne connoissent pas suffisamment la nature intime et l'histoire des maladies qu'ils ont à traiter. Heureusement pour les malades, la pratique de quelques-uns de ces médecins routiniers ne s'accorde pas du tout avec leur théorie : ils croient à une inflammation qui n'en est pas une, et ils ont recours aux stimulans et aux toniques, vrais moyens thérapeutiques. Que doivent donc penser les vrais médecins des quatre symptômes donnés comme caractères des inflammations par les zélés partisans de la routine ? C'est leur réunion exacte seule et leur bonne intelligence qui annoncent un véritable état phlegmasique. Dans une ophthalmie pure ou inflammatoire, il y a rougeur vive de la conjonctive, tuméfaction prompte avec pesanteur, chaleur et douleurs considérables, etc.; l'ophthalmie chronique, c'est-à-dire, celle qui n'est pas une phlegmasie, existe seulement avec une rougeur pâle et tuméfaction variqueuse lente par stase atonique du sang; la douleur est nulle ou presque nulle, et la chaleur ne peut habiter la partie malade. Le phlegmon est caractérisé par une tuméfaction prompte, une rougeur franche ou éclatante, une douleur pulsative, une grande chaleur et une fièvre inflammatoire; une tuméfaction chronique, une couleur blême, une espèce d'étiolement ou de dépérissement local et la fièvre lente, annoncent ou suivent les abcès atoniques... Il résulte de toutes mes comparaisons des inflammations avec les maladies ci-dessus mentionnées, que la douleur et la chaleur sont généralement les phénomènes les plus propres à faire distinguer ces altérations, et que la rougeur, et surtout la tumeur sont moins intéressantes. Aussi les médecins retirent-ils un grand parti des deux premiers symptômes dans l'exploration des phlegmasies internes. Le médecin pathologiste saura mettre à profit l'état de la suppuration et la tendance de la maladie à se terminer promptement ou à se prolonger. Le mode de coloration est aussi très-précieux à bien examiner pour la distinction des états phlegmasiques et gangréniques. Dans les inflammations, la rougeur est pure et éclatante, formée par du sang rouge, la coloration des gangrènes tire sur le rouge foncé, le violet, le brun ou le noir, modifications dépendantes de l'état varié du sang noir. Le raisonnement vient encore à l'appui de l'observation la plus stricte: il suffit, pour la production de la rougeur et de quelques tuméfactions, que le système capillaire soit rempli de sang, et on conçoit tout aussi bien la stase de ce fluide dans ce système par son asthénie, que celle qui est due à son état sthénique. Au reste, l'intensité de la douleur n'est pas l'annonce de l'inflammation; s'il en étoit ainsi, quelques gangrènes et les cancers avancés seroient les maladies les plus éminemment inflammatoires. Il faut tâcher de saisir le caractère de la douleur phlegmasique, son mode d'être par rapport aux symptômes inflammatoires organiques, et une étude appronfondie des maladies organiques est un sûr moyen d'empêcher des méprises.

En chirurgie, il faut distinguer l'inflammation primitive et sans lésion de tissu, de celle qui arrive dans les solutions physiques de continuité; les hernies, les luxations et les introductions de corps étrangers dans nos conduits naturels. La plupart de nos systèmes organiques sont susceptibles de l'inflammation spontanée, et un petit nombre, comme les organes fibreux, les cartilages et les os ne s'affectent guère qu'à la suite de leurs lésions de texture, et de leurs dénudations ou dénuemens. Les artères ne s'enflamment que dans leurs contusions, et quelques-unes de leurs oblitérations. Les inflammations des organes durs, dont la vie est très-bornée ou singulièrement gênée, présentent même un caractère particulier qui n'a pas été remarqué, je crois, par un grand nombre de pathologistes; elles consistent plutôt dans un effet nutritif, et dans le développement des tubérosités charnues, que dans des suppurations et des engorgemens capillaires préalables. Examinez l'inflammation agglutinative et de resserrement des artères, ce qui a lieu dans la formation du cal, et dans ce qu'on nomme si improprement exfoliation insensible ou par absorption (inflammation des os sans division de leur tissu) (1), et vous vous assurerez aisément de la vérité de ce que j'avance, etc.

Jètons maintenant un coup-d'œil physiologique sur ce qu'on appelle d'une manière banale, terminaisons de l'inflammation.

Tant que l'action vitale accrue se soutient, la stade aiguë de l'inflammation existe. C'est sous l'influence de cette manière d'être de la vie que surviennent quelques délitescences, la résolution directe, la suppuration active et la gangrène.

La délitescence de l'inflammation est un de ses modes de terminaison, qui consiste dans sa suspension ou cessation subite, c'est-à-dire, dans la disparition du surcroît de tonicité ; elle arrive principalement dans les inflammations commençantes, peu prononcées, et celles dites catarrhales par quelques

---

(1) L'absence du phosphate de chaux ne suprend pas le physiologiste; elle a lieu à-peu-près comme celle qui se rencontre dans les fongus des os, et principalement par le simple accroissement de leur partie gélatineuse. Je crois en effet, et cette idée est sans doute nouvelle, que, dans les exfoliations insensibles, ce n'est pas tant le rejet ou l'absorption du phosphate calcaire qui détermine son absence, que sa non-production momentanée. Il est bien évident que, dans les bourgeons charnus actifs des os, parties nouvelles produites par l'augmentation de nutrition de leur partie molle et parenchymateuse, il ne peut se trouver encore de posphate de chaux, qui y est seulement déposé par la suite.

auteurs, comme l'érysipèle, l'angine inflammatoire, le rhumatisme, etc. Ces disparitions soudaines d'inflammations, soit purement spontanées soit déterminées par quelque procédé de l'art, sont fréquemment suivies d'autres phénomènes morbides analogues, qu'on explique communément par le déplacement et le transport de la maladie première sur l'organe qui se trouve offensé secondairement, mais dont on rend raison, d'une manière plus convenable aux lois de l'économie animale, par un état consensuel des organes, de celui qui cesse d'être affecté, et de celui qui le devient. Par exemple, les inflammations du poumon et du testicule ou de la conjonctive, par suppression des angines ou de l'inflammation urétrale, sont des effets purement sympathiques, c'est-à-dire, liés à des rapports entre les organes qui deviennent malades et ceux qui cessent de l'être, et non des effets du transport d'une matière purulente, qui n'est pas encore émanée du sang, par des vaisseaux inconnus à l'anatomiste le plus crédule. Il seroit certainement impossible, par exemple, d'expliquer la naissance d'une ophthalmie inflammatoire très-intense, à l'occasion de la suppression d'un flux urétral, en suivant la théorie ordinaire de la métastase. D'ailleurs, ceux qui admettent le transport d'une certaine matière dont ils n'ont aucune bonne idée, sont obligés de reconnoître une consensualité particulière entre les organes; car, pourquoi tel organe s'affecte-t-il plutôt que tel autre? Remarquons bien aussi que la délitescense de l'inflammation d'un organe est en général suivie de l'affection d'un organe analogue. Un rhumatisme, en se déplaçant, va habiter d'autres parties musculaires et fibreuses : la suppression du catarrhe urétral fait naître une vive inflammation de la conjonctive, ou celle du testicule avec lequel la membrane muqueuse de l'urètre a de si grands rapports, etc.

La délitescence n'est pas un phénomène uniquement relatif aux inflammations, elle arrive aussi dans quelques phthisies et quelques gangrènes. Il n'est pas même nécessaire de la suspension soudaine d'une phlogose pour en produire une autre : les suppressions des dartres, de divers autres exanthèmes chroniques de la peau, du flux passif de l'urètre, du rhumatisme asthénique, de la goutte, etc., qui peuvent produire des inflammations plus ou moins éloignées, montrent clairement la vérité de mon assertion.

Les chirurgiens comprennent deux choses fort différentes sous le nom de résolution de l'inflammation. Si l'action tonique exagérée diminue bientôt, et d'une manière progressive jusqu'à l'état naturel ou à-peu-près, il y a résolution directe de l'inflammation, liberté de la circulation capillaire, discontinuation de l'exhalation d'une lymphe puriforme, et absorption des fluides épanchés, ou simplement attirés par la partie malade, ou modifiés légèrement par elle; calme de la nutrition. Ces idées sur la résolution active des inflammations ne peuvent être que très-générales. Pour spécifier ce qui est relatif à ce mode de terminaison, il faudroit fixer successivement son attention sur les phlegmasies des parties non-divisées, et sur celles des parties entamées, et des membranes. Ces dernières surfaces ne s'enflamment guère sans rejeter des fluides purulens, presque aussitôt formés que la congestion vitale. Si l'inflammation d'une partie est devenue chronique, il faut qu'un mouvement actif de la tonicité soit déterminé pour la guérir : l'exhalation s'active, l'absorption reprend ses droits, et la nutrition son énergie. Dans le premier cas, les émolliens sont résolutifs; dans le second, ce sont des stimulans: ces vérités n'ont pas été assez senties.

Si l'action organique portée plus loin que dans les cas précédens, se soutient plus long-temps, la suppuration active a lieu: elle n'est pas, à proprement parler, une terminaison de l'inflammation, mais seulement la participation des pores exhalans à cette maladie, comme les adhérences sont des effets inflammatoires nutritifs; les fluides appelés par les forces vitales augmentées, et susceptibles d'un plus grand travail, sont modifiés et changés en pus, mucus ou lymphe inflammatoire. Il est une erreur bien grossière, relative à la formation du pus en général, et admise par la plupart des pathologistes: ils disent que ce fluide ne peut exister sans inflammation. S'ils parloient du pus inflammatoire, ils auroient raison; mais en considérant la chose d'une manière générale, ils ont un grand tort. En effet, ce qu'ils nomment pus vicié, ichor, sanie, etc., n'est pas produit par la phlegmasie exhalatoire, et nous avons déjà vu manifestement que les modifications des fluides puriformes varioient comme les modifications de l'action tonique des exhalans. La lymphe des phlegmasies présente quelques légères différences dans les divers systèmes organiques. Mais il ne faut pas exalter l'influence de ces systèmes, et chercher à la démontrer, en mettant en parallèle le pus du phlegmon (maladie éminemment inflammatoire) avec celui de la carie, qui est une affection phthisique osseuse. L'entamure et la non-division des tissus n'apportent pas de grandes différences dans la nature du pus, et des influences autres de celles qui dépendent du degré plus ou moins avancé des maladies. Il est bien possible, par exemple, qu'une surface ulcéreuse fournisse un fluide puriforme un peu différent de celui d'une surface non-entamée; mais remarquons que la première est plus débilitée que la dernière. Les suppurations ne diffèrent donc pas essentiellement suivant l'état de division ou de continuité des tissus ; il y a dans les deux cas exhalation ou transsudation vitale d'un fluide absolument analogue : que deviennent donc toutes les distinctions subtiles de quelques pathologistes sur le pus des membranes et des surfaces entamées, comme les plaies et les phlegmons ouverts ?

L'absorption des fluides purulens est remarquable après quelques inflammations. On voit des collections puriformes plus ou moins abondantes être pompées par le système absorbant radiculaire d'une manière purement spontanée : ce cas se rapporte à la résolution directe dont nous avons parlé. Dans d'autres circonstances, les pores inhalans ont besoin d'être ranimés. C'est même cet état d'inertie et de foiblesse, un des caractères des inflammations chroniques, ou plutôt des phthisies secondaires, qui n'a pas été assez noté par ceux qui ont parlé de la soustraction vitale du pus ou de la lymphe purulente et des moyens de la déterminer : il rentre dans l'histoire de la résolution indirecte des inflammations.

Il est une autre terminaison de caractère aigu, quoique adynamique, qu'on regarde comme très-familière à l'inflammation : je veux dire la gangrène. On assure qu'elle arrive par une action trop exagérée de la vie qui ne peut plus se soutenir, et se trouve comme forcée de décliner. Mais il n'est pas permis de considérer comme une terminaison formelle et expresse de l'inflammation par la gangrène, le complément des abcès urineux et stercoraux, par cet état adynamique. On voit ici une cause sans cesse agissante et belligérante, et on ne peut plus dire, d'après cela, que l'inflammation une fois née et bien formée, se termine d'une manière naturelle et spontanée par la mortification : il faut distinguer l'effet produit du simple pouvoir de l'inflammation à prendre la voie de la gangrène. D'ailleurs, il se pourroit bien, comme il n'est guère permis d'en douter, que les urines fussent d'abord stimulantes, et qu'elles déterminassent ensuite une action directement adynamique par le fait de leur putréfaction. En effet, les scarrifications promptes des abcès urineux, qui produisent l'évacuation des urines, et une excitation heureuse des parties malades, préviennent la mortification. Les gangrènes par étranglement ou par compression, ne sont pas des terminaisons pures et franches des inflammations. Certainement, celles qui font suite aux gonflemens extrêmes des membres, après des coups d'armes à feu, à quelques panaris, aux érysipèles du cuir chevelu, aux phlegmasies des hernies, etc. ne sont point des terminaisons libres de ces inflammations, puisqu'elles n'arriveroient pas sans la compression. Aussi, je crois que les praticiens ne doivent pas prodiguer les moyens débilitans, locaux et généraux, dans ces phlegmasies avec ou par compression des parties, et dont les mauvais effets prouvent bien qu'elles ne sont pas des excès de vie; c'est surtout l'état de liberté des organes qui doit les occuper. Les débridemens, en effet, dans ces cas d'étranglemens, soit que ceux-ci empêchent le libre développement de la phlegmasie, soit qu'ils tendent à la rendre excessive et à produire une débilité directe, arrêtent la gangrène, ou même la préviennent sûrement, toutefois quand on les exécute de bonne heure; car quand on y a recours trop tard, la gangrène peut avoir fait de grand progrès, et les moyens employés alors pour la prévenir sont nuls, ou ne font que l'avancer, en déterminant une stimulation fausse. On assure aussi que la malignité des inflammations les fait terminer par la gangrène; mais en quoi consistent ces inflammations malignes ou délétères? Nous verrons qu'elles sont des gangrènes primitives, des adynamies essentielles. Elles simulent d'abord des inflammations pures, et on peut justement les comparer à ces fièvres putrides ou malignes qui simulent, dans leur principe, des fièvres phlegmasiques. Le praticien penseur doit grandement se tenir en garde contre ces apparences et ces illusions dépendantes du changement brusque éprouvé par la tonicité.

Je suis loin de nier le terme de l'inflammation par la gangrène; mais ce mode de filiation morbide est plus rare qu'on se plaît à l'annoncer; il y a ordinairement quelque circonstance qui le décide. On sait même qu'il n'est pas également fréquent pour les divers tissus. Le séreux, par exemple, se gangrène plus facilement dans les inflammations, que le muqueux. Une grande erreur a introduit, dans les pathologies connues, des idées fautives sur la gangrène, comme sur toutes les maladies organiques. Plusieurs médecins croient encore que la phlegmasie les précède toutes ; ce qui est essentiellement faux, contraire à la plus simple observation, et uniquement permis aux bonnes femmes qui se mêlent de raisonner en médecine.

La stade chronique de l'inflammation fait suite à la stade aiguë de cette maladie, ou, pour parler plus strictement, l'état phthisique suit le phlegmasique. Dans cette seconde période maladive, l'action organique est affoiblie. Tantôt la débilité est à peine marquée, comme dans quelques cas qui guérissent spontanément, ou par l'emploi de très-simples stimulans ; d'autres fois elle est plus prononcée, et les actions capillaires, exhalatoires, absorbantes et nutritives sont manifestement affoiblies, et plus ou moins principalement et profondément atteintes.

La lésion phthisique secondaire peut être considérée dans des tissus entamés ou non-divisés. Les catarrhes chroniques secondaires, les hydropisies subséquentes aux phlegmasies des membranes splanchniques, les engorgemens lents consécutifs des viscères, sont des exemples de lésions phthisiques qui arrivent à des tissus dont la cohésion ou la continuité n'est pas d'abord détruite en apparence. Les ulcères consécutifs aux inflammations supposent ordinairement un tissu d'abord divisé par le fait de l'accumulation des fluides purulens, ou partagé, comme il arrive dans les plaies. Ces ouvertures phlegmasiques dans leur principe, en devenant des ulcères, présentent des phénomènes particuliers dans ce dernier état. Elles se distinguent aisément à leur couleur pâle ou blafarde, à leur gonflement œdémateux, aux fluides séreux, et plus ou moins fétides qui s'en écoulent, à leur permanence ou état stationnaire, à leur tendance à s'agrandir, etc. Elles méritent le nom d'ulcères phthisiques tant qu'elles ne poussent pas des végétations, et que leurs effets les plus évidens consistent dans l'affoiblissement des pores exhalans et absorbans, et dans une nutrition ulcérative. Elles ne sont pas seulement familières à la peau et au tissu cellulaire, aux parenchymes, en s'établissant à la suite de leurs plaies et de leurs inflammations primitives; on peut les observer sur les membranes muqueuses, la conjonctive et la cornée, la membrane du nez, sur celles de la vessie, de l'utérus, etc. Dans leur traitement, on ne doit pas continuer longtemps l'emploi des moyens débilitans, qui ne peuvent que servir de moyens préparatoires et dispositifs, et précéder l'action des vrais moyens de guérison.

La terminaison sarcomateuse, ou avec adhsion des produits nutritifs et superfluité de nourriture, peut être considérée aussi sur des tissus ouverts et sur des tissus non-partagés. A mesure qu'un ulcère phthisique secondaire se prolonge, sa nutrition augmente passivement, et peut devenir adhésive, d'ulcérative qu'elle étoit; ses produits plus vivaces peuvent mieux se soutenir; il résulte de là un tissu nouveau, jouissant de l'organisation, auquel on donne le nom d'excroissance ou d'hypersarcose.

Ces ulcères phthisiques et les ouvertures de tissu avec excroissances existent pour les os, comme pour les parties molles. On sait que l'inflammation des os fracturés peut devenir chronique, et empêcher la consolidation de la fracture. En distinguant la carie d'après sa manière d'être vitale et anatomique, il y a une carie phthisique et une carie sarcomateuse, qui, à la vérité, fait suite à la première, et ne doit pas être comptée comme une espèce particulière.

Le catarrhe chronique des membranes muqueuses est suivi du polype, et même du cancer, en se prolongeant. Les phlegmasies mammaire et testiculaire chroniques passent à l'état sarcomateux, lequel peut se terminer par le carcinôme, qui est le complément des maladies chroniques avec lésion et transmutation organiques. Cette idée n'est guère qu'une modification de celle du célèbre Lecat, qui a dit, à une époque où la connoissance des maladies organiques pouvoit être regardée comme moins avancée qu'aujourd'hui, que le cancer, qu'il appelle une gangrène blanche, un anthrax chronique, et le charbon sont les extrêmes de leur genre ; et que le scrophule, le squirre et le carcinôme sont entr'eux comme l'érysipèle, le phlegmon et l'anthrax. Quoique présentée très-inexactement, cette pensée n'est pas moins belle et moins propre à montrer une grande vérité : la succession du cancer aux maladies organiques de nature lente, dont la série se trouve comme complétée par lui.

La classification des phlegmasies suivant le tissu primitivement affecté, est sans contredit la plus brillante et la plus thérapeutique. On retrouve toujours les modifications et les particularités apportées par les causes occasionnelles, quand on a l'art de présenter ses matières, et les inflammations d'un même tissu se rapprochent assez pour mériter le même traitement. Il seroit dangereux de porter trop loin les moyens d'affoiblissement dans les catarrhes inflammatoires, et on sait que les phlegmasies séreuses, cellulaires et parenchymateuses exigent un traitement prompt et efficace. Il n'y a que ceux qui se plaisent à prendre d'autres maladies pour des phlegmasies, qui trouvent cet ordre mauvais, pour faire des classifications monstrueuses. Qu'y a-t-il de plus barbare, que d'enfanter une inflammation gangreneuse ? Les chirurgiens penseurs ne peuvent pas plus raisonnablement croire aux inflammations gangréneuses, que les vrais médecins aux fièvres inflammatoires putrides ou malignes ; et les gangrènes primitives sont aussi réelles que les fièvres adynamiques primordiales, auxquelles elles correspondent, comme les phlegmasies aux fièvres inflammatoires. Que doit-on penser, après cela, d'une distribution moderne des phlegmasies, indiquée d'ailleurs dans des généralités? Efforçons-nous donc de suivre une marche si heureusement tracée par Sauvages (1), et presque perfectionnée par Bichat et M. Pinel.

---

(1) Sauvages a divisé les phlegmasies en exanthématiques, en membraneuses et en parenchymateuses. Parmi les phlegmasies exanthématiques, il a rangé la variole, la rougeole, la scarlatine, la miliaire et les aphtes : les membraneuses sont les séreuses des modernes. Enfin il a mis dans l'ordre des parenchymateuses la péripneumonie, l'hépatite, la néphrite, l'esquinancie, etc.

Tableau des Inflammations.

Cutanées.	Erysipèles, Ulcères divers subséquens aux phlegmasies de la peau.
Cellulaires.	Phlegmons dits laiteux, Phlegmons urineux et stercoraux, Phlegmon des doigts (panaris), etc.
Muqueuses.	De l'oreille, De la conjonctive, Du sac lacrymal, Du sinus maxillaire, Des gencives, Du larynx, Des amygdales et du pharynx, De la vessie et du col de cet organe, Du canal de l'urètre, Du conduit utérin, Du gland et du prépuce, Des grandes lèvres, etc.
Des glandes absorbantes.	
Séreuses.	Pleurésie et péritonite chroniques, Hypopion (inflammation de la membrane aqueuse), Grand abcès de l'œil (inflammation de la membrane hyaloïde).
Viscériques, ou parenchymateuses.	Pulmonaire (pneumonie suppurative ou abcès du poumon), Hépatique (abcès du foie), Rénale, Mammaire, Testiculaire, Prostatique, etc.

Phthisies (1).

On peut les comparer à cet état vital chronique subséquent à l'inflammation. — Il faut rechercher leur origine dans des lésions d'exhalation, d'absorption, et sur-tout de nutrition. — Quelques-unes commencent dans le sein de la mère. — Elles sont plus nombreuses que les phlegmasies. — Plusieurs phthisies mentent des inflammations. — Elles sont locales ou générales. — Les scrophules ne sont que des phthisies générales. — Remarque anatomique à leur égard. — Remarques thérapeutiques. — Phthisies vénériennes. — Ressemblance des maladies constituant l'ordre des phthisies. — Classification de ces maladies.

Les maladies de cet ordre, considérées d'une manière générale, peuvent être assimilées à cet état chronique subséquent à l'inflammation, que j'ai nommé état phthisique secondaire. Elles sont, en effet, les contraires des inflammations, et la lésion des forces toniques, ainsi que l'état pathologique des tissus, sont à-peu-près semblables dans les phthisies secondaires et primitives. L'ordre des affinités et des

(1) Le mot phthisie a été appliqué à plusieurs maladies semblables de tissus différens, soit par les anciens, soit par quelques modernes. On a dit phthisie dorsale pour exprimer la carie de la colonne vertébrale; phthisie du poumon, du foie, du rein, pour désigner la désorganisation chronique et l'ulcération avec fièvre lente de ces organes. L'ulcération du larynx a été nommée phthisie laryngée, et le catarrhe chronique du poumon porte le nom de phthisie muqueuse pulmonaire. On a même dit phthisie glandulaire, hydropique, ulcéreuse, etc.

successions morbides appeloit donc l'étude des maladies phthisiques après celle des phlegmasiques.

C'est sur-tout dans des dérangemens de l'exhalation, de l'absorption et de la nutrition qu'il faut rechercher la source ou l'origine des phénomènes organiques des maladies phthisiques primitives.

L'exhalation est augmentée par foiblesse des propriétés vitales, et les produits de cette fonction sont en général fort différens de ceux de son état le plus parfait, et sur-tout de son type inflammatoire. C'est sans des raisons solides qu'on croit que l'exhalation ne participe pas à la formation de quelques phthisies qu'on nomme maladies lymphatiques, parce qu'on pense qu'elles remontent uniquement à la lésion des vaisseaux absorbans. On voit très-manifestement l'augmentation de l'exhalation dans les phthisies parenchymateuses ulcérées, dans ces suppurations abondantes, quoique atoniques, des plaies chroniques et de certains ulcères. La sécrétion muqueuse est de même augmentée dans les flux ou catarrhes phthisiques, et une chose semblable doit certainement arriver pour les hydropisies. Ce n'est pas l'absorption seule affoiblie qui forme ces maladies, l'exhalation accrue passivement des membranes séreuses, absolument comparables à des surfaces viscériques, cellulaires et muqueuses, devenues phthisiques, y concourt aussi. L'asthénie de l'exhalation et de l'absorption existe même avec celle de la nutrition de ces membranes : parvenons à les exciter, rendons-leur une nutrition active et phlegmasique, tout rentre bientôt dans l'ordre naturel. On sait aussi que les membranes séreuses présentent quelquefois des altérations organiques dans leurs hydropisies. Le dérangement unique de l'absorption, dont le trouble est, à la vérité, plus évident et plus important à bien connoître dans quelques maladies phthisiques que dans les inflammatoires et les autres maladies organiques, paroît donc une erreur d'observation et d'analyse des phénomènes de ces maladies. Quand même il seroit bien démontré que les hydropisies reconnoissent uniquement pour cause la débilité des pores absorbans, elles ne devroient point former une division nosologique particulière, et sortir de l'ordre des phthisies. Elles ne différeroient pas, en effet, essentiellement des autres maladies à côté desquelles elles se trouveroient placées ; elles seroient également des maladies par débilité de la tonicité des membranes séreuses, des phthisies d'absorption.

Dans quelques tissus, sur-tout les membraneux, le trouble nutritif est difficile à apprécier. Il ne faut cependant pas en conclure qu'il n'existe pas ; le trouble de la nutrition des membranes séreuses, par exemple, dans leurs inflammations, n'est pas manifeste, et il reste bien prouvé par les diverses adhérences qu'elles contractent. Dans d'autres, principalement le parenchymateux, le glanduleux absorbant, le fibreux, le cartilagineux et l'osseux, la nutrition, dont le trouble est facilement compris par l'affoiblissement de la tonicité, est plus notablement altéré. Il est même une remarque très-intéressante à faire, relativement aux maladies chroniques de ces systèmes, et nous l'avons déjà faite pour leurs inflammations : elles portent en général un caractère plus prononcé d'affection organique ou nutritive, et il est bon d'en être averti pour ne point commettre de fautes dans leur classification, et ne pas errer dans leur éthiologie. Du reste, voici quel est le grand caractère des maladies phthisiques : elles consistent plutôt dans une série d'actions organiques qui se manifestent dans des tissus naturels ou primitifs, que dans des changemens organiques, tels que ceux qui constituent les fongus et les cancers : c'est l'organisation naturelle qui s'altère et se détruit.

Il y a des phthisies qui peuvent commencer dans le sein de la mère, et qui ont été regardées comme des vices de conformation, quoiqu'elles ne présentent pas une nature absolument différente de celle des autres phthisies. Ainsi l'hydropisie arachnoïdienne, cérébrale et rachidienne, la cataracte, le rachitisme, existent quelquefois avant la naissance. Le rachitisme du fœtus présente même un caractère qui n'a pas été remarqué par les physiologistes qui en ont parlé : il suppose une ostéogénie incomplète, et peut être comparé, jusqu'à un certain point, aux fontanelles, parties non-ossifiées. Le rachitisme qui survient après la naissance, est postérieur et comme secondaire à l'ossification parfaite qui revient à l'imperfection.

Les maladies phthisiques sont plus nombreuses que les inflammatoires. Les exanthêmes chroniques de la peau correspondent à ses phlegmasies; les abcès scrophuleux, les catarrhes phthisiques, les engorgemens lents des glandes absorbantes, les hydropisies et phthisies viscériques correspondent aussi aux phlegmons, aux inflammations muqueuses, glandulaires, séreuses, et à celles des parenchymes, et en sont en quelque sorte les pendans. Mais par contre, les os ne sont guère susceptibles de l'inflammation spontanée et sont très-sujets à la phthisie primitive : le rachitisme, l'exostose laminée et la carie n'auront donc point de maladies qui leur seront exactement opposées. Les organes fibreux et cartilagineux sont aussi naturellement plus exposés à l'état phthisique qu'à l'inflammatoire : on ne trouvera donc pas des maladies contraires aux tumeurs blanches articulaires.

Plusieurs phthisies ressemblent à des inflammations; mais nous savons que les symptômes morbides sont souvent mensongers, et une comparaison rapide de ces deux ordres d'affections va nous prouver manifestement leurs différences.

La phlegmasie n'est pas très-familière aux glandes absorbantes, aux organes fibreux, cartilagineux et osseux ; la phthisie primitive frappe naturellement les tissus dont l'action nutritive est peu énergique. C'est un tempérament robuste qui expose aux inflammations, qu'on peut regarder, dans quelques circonstances, comme son plus haut degré : c'est le tempérament foible, nommé lymphatique par quelques modernes, qui favorise le développement des maladies phthisiques générales. Les phlegmasies tiennent à des causes stimulantes : les phthisies sont généralement dues à des causes affoiblissantes. Les premières sont caractérisées par la rougeur vive, la tuméfaction prompte, et principalement par la nature de la douleur et une chaleur assez grande : les dernières n'offrent souvent qu'une tuméfaction capillaire ou nutritive toujours remarquable par sa lenteur. Les organes enflammés fournissent un pus bien lié, louable, comme on le dit, d'une consistance moyenne, d'une couleur blanche ou jaunâtre et sans mauvaise odeur; ils tendent à la cicatrisation par le bien-être de la nutrition. Les surfaces phthisiques versent un pus plus ou moins séreux, comme grumeleux, peu animalisé et fétide ; elles ont une pente naturelle à l'ulcération : aussi leur marche est lente, insidieuse, et leur guérison nécessite l'usage de moyens fortifians, ou demande des circonstances excitantes naturelles; en un mot, la nature est efféminée, et souvent sans ressources dans ces maladies, qui sont son état d'imbécillité.

Selon que les phthisies sont purement locales, bornées primitivement à une partie d'un système, ou à un organe, ou qu'elles sont générales, c'est-à-dire, étendues à plusieurs tissus en même temps, elles méritent d'être soigneusement distinguées : leurs causes particulières doivent aussi les faire partager en diverses sections.

Les phthisies topiques sont le plus fréquemment des terminaisons des inflammations : rarement sont-elles primitives. Cependant, l'ophthalmie phthisique sans mélange d'affection générale existe assez souvent d'une manière primitive. Les ulcères phthisiques de la pituitaire, du larynx, de la membrane muqueuse du poumon, de celles de la vessie, de l'utérus, sont ordinairement purement locaux. La cataracte accidentelle, l'hydrocèle, l'hydarthrose, ont communément une nature simplement topique, ou qu'on peut regarder comme telle sans inconvénient. Quelques tumeurs blanches des articles, sur-tout celles qui succèdent à quelques luxations, aux entorses, au rhumatisme articulaire chronique, quelques caries, etc., peuvent aussi constituer des maladies d'une essence locale.

Les scrophules ne sont que des maladies phthisiques simultanées de plusieurs tissus organiques, principalement de quelques parties du cutané et du muqueux, des glandes absorbantes, des os, des organes fibreux et cartilagineux. Presque particulières aux enfans, et frappant seulement les adultes et les vieillards dans quelques circonstances, elles sont l'exagération du tempérament appelé mal-à-propos lymphatique, comme la fièvre inflammatoire et les inflammations partielles peuvent être le fruit d'une vie fort active et vigoureuse. On connoît les gonflemens scrophuleux de la peau du visage, du nez, des lèvres et du cuir chevelu, etc.; on connoît aussi les ophthalmies scrophuleuses, le catarrhe lacrymal scrophuleux, les engorgemens de semblable nature de la pituitaire, de la membrane muqueuse auriculaire, etc. Le staphylôme, la cataracte et l'hydrophthalmie des enfans paroissent ordinairement associés à une débilité nutritive générale plus ou moins bien prononcée. Le rachitisme scrophuleux, souvent contemporain des diverses affections de même nature, suppose toujours une asthénie nutritive lente de presque tout le système osseux; et les caries scrophuleuses, ainsi que les tumeurs articulaires de même nature, sont communément réunies à des affections semblables plus ou moins marquées de divers systèmes organiques. Les glandes absorbantes, extérieures ou intérieures, sont si souvent le siége des scrophules, que quelques médecins ont donné ce nom aux seuls engorgemens lents de ces glandes, d'où ils ont supposé partir une influence délétère qui s'étendoit aux autres systèmes, etc. Il faut donc avoir cette idée touchant les scrophules : elles consistent dans une débilité lente de la tonicité et de la nutrition de la plupart de nos tissus, qui se trouvent comme frappés en même temps ; quelques-uns, moins vivaces, prennent une part plus grande à la maladie commune, et il en résulte des prédominances, des prépondérances d'affection, des lésions plus prononcées qui paroissent locales quoiqu'elles ne le soient nullement. Toute cause même qui tendra à diminuer l'action vitale d'un système disposé à l'affection scrophuleuse, fera naître une affection plus marquée. Une chute, par exemple, sur le trochanter, la contusion d'une articulation, l'entorse, la luxation, détermineront primitivement, chez un enfant scrophuleux, la luxation spontanée du fémur, et d'autres phthisies articulaires. Peut-être que l'action de l'air sur la conjonctive, la pituitaire, la peau du crâne et de la face, et sur les glandes absorbantes de la tête, et sur-tout du col, indifférente ou non-préjudiciable dans une circonstance de parfaite santé, fait que ces membranes ou ces parties parenchymateuses s'engorgent si facilement chez les enfans, etc. Je ne crois pas que ces idées très-générales sur les scrophules aient été présentées, et je n'hésite pas à les donner commes nouvelles.

Une remarque d'un grand intérêt pour celui qui étudie l'anatomie pathologique, pour le nosologiste, et qui n'est point indifférente au praticien, puisque les états organiques ne s'opposent que trop fréquemment à la guérison des maladies, est celle-ci : les gonflemens nutritifs scrophuleux, qui sont toujours, dans leur principe, et durant un certain temps de leur marche, des maladies simplement phthisiques, passent successivement, et d'une manière plus ou moins manifeste, à l'état fongueux; la nutrition, d'abord peu troublée et grossissant seulement les parties, s'altère ensuite d'une manière plus remarquable. Cet état fongueux diffère cependant des sarcômes véritables et primitifs, comme les loupes graisseuses et les polypes, en ce qu'il est moins capable de se soutenir, et beaucoup plus susceptible de passer à l'ulcération. Les tumeurs scrophuleuses des glandes absorbantes, les maladies semblables des os, des articles, etc., prouvent manifestement ce que j'avance ici. Dans leurs derniers momens, ces maladies dénaturent tellement les tissus qu'elles occupent, que leur structure première devient absolument méconnoissable : les ulcères sont chargés d'excroissances, les fluides puriformes s'altèrent, etc.

C'est principalement dans le traitement des maladies phthisiques générales, que les chirurgiens commettent de grandes fautes. Que peuvent tous les procédés opératoires du monde dans le catarrhe lacrymale scrophuleux? Ne sont-ils pas propres à entretenir ou à aggraver l'affection déjà devenue plus locale? N'est-ce pas cette espèce d'engorgement de la membrane lacrymale que des pathologistes ont traité avantageusement avec des moyens toniques généraux, les purgatifs, les irritations autour de la tête, la stimulation de la pituitaire, de la conjonctive et de la membrane malade? Peut-on espérer davantage d'un traitement purement topique des ophthalmies scrophuleuses, des tumeurs blanches des articles, et des caries de même nature?

Il y a des phénomènes vénériens locaux qui sont de nature phthisique; mais ils succèdent ordinairement à des actes vénériens inflammatoires, et les phthisies vénériennes primitives sont communément constitutionnelles: l'exostose et la carie vénérienne, les exanthêmes chroniques semblables de la peau, les catarrhes vénériens chroniques primitifs, sont en effet des affections qu'on ne peut pas regarder comme absolument locales. Du reste, les maladies vénériennes chroniques sont principalement celles qui réclament un traitement tonique: les sudorifiques et les mercuriaux, nuisibles dans les maladies vénériennes phlegmasiques, sont parfaitement convenables dans les phénomènes vénériens phthisiques.

Un tableau comparé des phthisies locales, primitives ou consécutives, scrophuleuses et vénériennes ou spécifiques, prouve évidemment leur identité de nature: choisissons les exemples les plus frappans pour la mieux faire ressortir.

L'analogie des scrophules et des maladies vénériennes chroniques a été tellement sentie par quelques médecins, qu'ils ont cru que les dernières n'étoient que des maladies dégénérées des premières; erreur grossière, opinion absurde qui ne doit plus être présentée et soutenue, et qui étoit pourtant très-pardonnable à une époque moins avancée de l'histoire naturelle des maladies organiques. Comment, en effet, calculer les différences des maladies qui dérivent du même trouble de la même force vitale, entre lesquelles l'anatomie pathologique ne sait mettre aucune limite ? Tout est égal, aux modifications près apportées par des causes particulières. Une carie locale, sympathique, scrophuleuse ou vénérienne, présente des phénomènes dont les convenances sont à-peu-près semblables. Les rachitismes scrophuleux et vénérien ne diffèrent pas d'une manière absolue : aussi on ne peut distinguer l'un de l'autre que par des circonstances plus ou moins accessoires, par la concomitance ou simultanéïté d'affections scrophuleuses ou vénériennes, l'époque de leur invasion, leur siége, etc. Une ophthalmie scrophuleuse ne s'éloigne pas davantage de l'ophthalmie phthisique secondaire, que l'ophthalmie inflammatoire par cause mécanique de celle qui a lieu par suspension du flux urétral : on retrouve toujours des symptômes locaux respectifs absolument semblables, etc. Les phénomènes pathématiques des phthisies sont donc entièrement pareils. Cette comparaison ne nous mène pas seulement à établir l'analogie complète de ces maladies, elle nous conduit encore à cette grande vérité diagnostique : les phénomènes morbides ne peuvent pas toujours nous guider et nous faire apprécier les différences subtiles qui existent entre les maladies, et il faut s'aider souvent de circonstances particulières pour prononcer sur la cause de certains états maladifs.

Tableau des Phthisies.

Cutanées.	Ulcères teigneux, psoriques, vénériens chroniques, dartreux, etc.
Cellulaires.	Infiltrations cellulaires (œdèmes), Abcès phthisiques.
Muqueuses.	Catarrhes et ulcères phthisiques de la conjonctive et de la cornée, du sac lacrymal (1), de l'oreille, de la pituitaire, de la bouche, du larynx, du rectum, de la vessie et de l'utérus.
Des glandes absorbantes.	

---

(1) Scarpa croit que les catarrhes phthisiques et les ulcères de la conjonctive font naître la tumeur lacrymale : ce savant rapporte des observations qui lui en ont imposé, et qui peuvent tromper tout le monde. Mais le catarrhe lacrymal n'est-il pas souvent concomitant de celui de la conjonctive, sur-tout chez les enfans scrophuleux ? Ne comprend-on pas aisément que l'excitation de cette membrane se propage à celle du sac lacrymal, la relève de l'état atonique où elle se trouve, et que des molécules de l'onguent stimulant employé par Scarpa ont été absorbées avec les larmes, et ont servi à exciter directement la membrane muqueuse lacrymale, qui, en outre, a été activée par des injections astringentes ? Il y a plus ; on sait que des suppurations et des ulcérations de la conjonctive existent sans tumeur lacrymale, et le raisonnement prouve que la théorie de Scarpa sur cette maladie est fautive : le mucus palpébral, ayant traversé les conduits lacrymaux peut-il s'arrêter dans le sac lacrymal, si celui-ci et le canal qui le termine sont dans un état d'intégrité ?

Séreuses.	Hydropisies arachnoïdiennes, céphaliques et rachidiennes ; Staphylômes, Cataracte, Hydrophthalmie, Hydrocèle, Hydarthrose.	
Osseuses.	Rachitisme, Exostose laminée ou phthisique, Carie.	
Articulaires.	Tumeurs blanches des articulations scapulo-humérale, huméro-antibrachiale, radio-cubitale (luxation spontanée du radius), antibrachio-carpienne, des doigts, coxo-fémorale (luxation spontanée du fémur), fémoro-tibiale et tibio-tarsienne.	
Parenchymateuses.	Pulmonaire, Hépatique, Rénale, etc.	Elles appartiennent à la médecine interne, et la seule phthisie rénale a un côté chirurgical. Elles n'ont pas encore été bien étudiées.

Sarcômes (fongus et kystes).

Ils dépendent d'un accroissement de la nutrition par asthénie, c'est-à-dire, d'une nutrition superflue. — Ils sont primitifs ou consécutifs. — Le sarcôme essentiel est commun à plusieurs systèmes organiques. — Les tumeurs sarcomateuses sont des affections vitales chroniques. — Elles ne subissent guère la dégénérescence ulcéreuse. — Elles s'offrent sous deux formes. — Classification de ces maladies.

Les sarcômes dépendent d'un affoiblissement de la tonicité et d'une nourriture exubérante ou superflue. Ils diffèrent beaucoup des maladies de l'ordre précédent, plutôt caractérisées par une lésion des pores exhalans et absorbans et par une nutrition ulcérative, que par le produit considérable de nouvelles matières organiques et une nutrition adhésive durable. Ils ne diffèrent pas d'une manière totale des carcinômes, qui sont le terme de l'asthénie lente de la nutrition. Il y a même des tumeurs sarcomateuses qui semblent être primitivement cancéreuses, tant elles ont de facilité à le devenir : aussi la réunion des sarcômes et des cancers seroit moins forcée, et sur-tout moins ridicule qu'on pourroit d'abord le penser. Toutefois il existe entre ces maladies des différences assez grandes pour qu'on doive en former deux ordres très-naturels de maladies organiques par excellence.

Les sarcômes surviennent primitivement, ou ils constituent des maladies comme consécutives. Une inflammation muqueuse, par exemple, se développe, s'éteint, se réitère, et passe successivement à l'état phthisique et au sarcomateux. Les excroissances ou fongosités des plaies vieillies et des ulcères, ne diffèrent des sarcômes essentiels que par l'état d'ouverture dans lequel se trouvent les tissus malades, et leur affection inflammatoire ou phthisique antérieure. Les fongus secondaires affectent donc des surfaces partagées et des surfaces non-divisées: ceux des premières sont très-propres à nous faire concevoir les autres. Le fongus essentiel est une maladie commune à plusieurs systèmes. La peau, quelques parties du tissu fibreux et du musculaire organique, le parenchymateux, l'osseux et sur-tout le cellulaire et le muqueux, offrent de nombreux exemples de la condition sarcomateuse. Chaque tissu végète même à sa manière primitivement; tandis que les végétations secondaires, les hypersarcoses, par exemple, sont plus semblables. Opposez le sarcôme osseux et le fongus de la dure-mère aux sarcômes du tissu cellulaire et du tissu musculaire de l'utérus; comparez les végétations d'une membrane muqueuse avec celles d'une autre, et vous reconnoîtrez aisément que, sous le rapport de la physionomie ou de l'aspect organique, ces tumeurs diffèrent grandement entre elles.

Les tumeurs sarcomateuses peuvent, à juste titre, être rangées parmi les affections chroniques : leur formation et leur développement sont vraiment de longue durée. Ce caractère de lenteur tient à ce que la tonicité n'est point troublée d'une manière très-imminente et fort grave. Dans la plupart de ces tumeurs, la nutrition est en effet seulement augmentée outre mesure, sans que la débilité vitale soit très-grande. Quelquefois cependant l'affection organique devient plus dangereuse, prend une marche rapide, et mérite toute l'attention des gens de l'art. Le sarcôme osseux, par exemple, est tellement grave, sur-tout dans ses derniers degrés, qu'on seroit tenté de le ranger parmi les cancers primitifs, si on ne savoit pas que les maladies du système osseux se montrent toujours avec un caractère plus grand de désorganisation naturelle.

Les loupes (1), les affections polypeuses, etc.

---

(1) Il existe un sarcôme cellulaire général, ordinairement essentiel. Les auteurs rapportent plusieurs exemples d'accumu-

ne subissent guère la dégénérescence ulcéreuse que dans les cas où elles deviennent carcinomateuses : elles ont une tendance naturelle à l'adhésion, et on pourroit leur donner le nom de tumeurs adhésives, par rapport aux cancers, qui sont des tumeurs ulcératives. On peut donc remarquer de très-grandes différences entre les maladies organiques, relativement à quelques-uns de leurs résultats : les cônes charnus actifs marquent une bonne adhésion ; les sarcômes ne forment qu'un tissu dont l'organisation est incomplète ; et l'organisation est efféminée et comme absolument manquée ou trompée dans les phthisies et les cancers.

Les sarcômes s'offrent sous deux états différens, qui constituent deux formes générales de ces maladies.

La première forme est le kyste ou le sarcôme creux. On a expliqué la formation et le développement des kystes d'une manière purement physique ; mais Bichat (*Anatomie générale*) a montré l'absurdité d'un semblable mécanisme, et voici de quelle manière il les faut concevoir : la nutrition d'une ou de plusieurs petites poches cellulaires s'affecte, s'augmente par atonie, d'où résulte leur épaisseur plus considérable et leur perte de communication avec les cellules voisines : c'est là le

---

lations extraordinaires de graisse, qu'on doit regarder comme une espèce de nourriture du tissu cellulaire. Quelquefois l'amas graisseux ressemble au lipôme local ; d'autres fois il est plus dur, plus dégénéré, et se rapproche du stéatôme, et même du squirre dans quelques parties.

point essentiel. A mesure que la lésion de la petite cellule a lieu, que le kyste se prononce et se développe, l'exhalation se continue et s'établit à sa surface interne. Sans cette exhalation intérieure, la maladie principale formeroit une partie solide, une tubérosité; mais le fluide exhalé, de nature variée, séreux dans les hydropisies enkystées, jaunâtre dans le mélicéris, blanchâtre et épais dans l'athérôme, etc., en se colligeant dans la poche malade, la distend dans tous les sens, et l'agrandit successivement suivant les lois de l'extension tonique de nos organes. C'est donc dans les parois du kyste qu'il faut rechercher la lésion vraiment primitive et pathématique : l'exhalation qui se fait à sa surface interne n'est qu'un phénomène accessoire et propre à donner une forme, une disposition particulière à la maladie organique. Si les parois des kystes n'offrent pas une plus grande épaisseur, elles le doivent à leur dilatation graduée. On connoît les effets de l'extensibilité vitale de nos parties, et on ne doit pas s'étonner, après cela, de l'influence de la dilatation des kystes sur leur nutrition et l'état organique qui les constitue.

La seconde forme est le sarcôme plein ou solide. Il ne peut s'élever aucun doute sur le mécanisme de cette espèce de fongus : la nutrition augmentée passivement forme des tumeurs organisées plus ou moins volumineuses, et dont les différences sont sur-tout relatives au tissu affecté et au degré d'affoiblissement de la tonicité. Les systèmes membraneux, comme la peau, les membranes muqueuses et la dure-mère, les os, ne peuvent que végéter de cette manière. Les végétations à poches ou à cavités intérieures sans ouverture, sont naturellement étrangères aux tissus membraneux, et appartiennent principalement aux tissus celluleux, susceptibles aussi de subir le sarcôme solide, comme le prouvent les stéatômes du tissu cellulaire et des parenchymes.

Tableau des Sarcômes.

Cutanés.......	Cors, Verrues, Excroissances diverses.
Cellulaires et parenchymateux..	Lipômes et stéatômes, Méliceris et athérômes, Kystes sous-séreux, Kystes sous-synoviaux (ganglions), Sarcôme thyroïdien, etc.
Muqueux......	Polypes ou excroissances de la conjonctive, de la caroncule lacrymale (enchantis bénin), de la membrane muqueuse auriculaire, de la pituitaire, des gencives, des amygdales, du septum staphylin, du rectum, de la vessie, du gland et du prépuce, des parties génitales externes de la femme, et de l'utérus.
Fibreux.......	(Fongus de la dure-mère).
Osseux.......	(Ostéo-sarcôme).

Cancers ou Carcinômes.

Aperçu sur les cancers de quelques animaux, et les moyens employés pour les détruire. — Obscurité répandue sur les causes du carcinôme dans l'homme. — Cancers primitifs. — Cancers consécutifs. — Le cancer est une maladie des propriétés toniques; il remonte à un trouble nutritif de nature asthénique; caractères de cette asthénie nutritive. — Cancers sarcomateux, bien déterminés, aigus et chroniques. — Mortification des cancers. — Une partie cancéreuse n'est point morte. — Douleur cancéreuse. — Tumeur et ulcère carcinomateux. — Dilatation adynamique du système capillaire d'une partie cancéreuse. — Considérations séméïotiques. — Classification des cancers.

Le cancer n'est point une maladie particulière à l'espèce humaine; plusieurs animaux y sont sujets. Il commence même chez eux, comme chez l'homme, par un engorgement nutritif, et attaque les mêmes systèmes organiques, principalement quelques parties des systèmes muqueux et glanduleux sécréteur, comme le fourreau du cheval et du taureau, la vulve, les paupières, le testicule, la mamelle de la jument et le pis des vaches. Il y a aussi des ulcères cutanés qui prennent le caractère carcinomateux. Toutes ces parties organiques peuvent être atteintes primitivement.

La médecine vétérinaire se sert de deux moyens puissans pour combattre les cancers : la cautérisation et l'amputation. Elle emploie avec avantage la cautérisation dans les ulcères cancéreux commençans; la soustraction des parties est mise en usage, dans les squirres et les cancers qu'on ne peut détruire avec le cautère. En général, les médecins vétérinaires ne perdent point de temps à employer de vains médicamens ; ils éloignent sur-tout avec soin les médicamens gras et huileux, qu'ils regardent comme très-nuisibles, et ils fondent leur espoir sur les moyens éminemment chirurgicaux, dont la pusillanimité ou l'inexpérience empêche de faire un usage avantageux dans la médecine humaine.

Malgré les généreux efforts de quelques pathologistes pour dévoiler et apprécier les causes des cancers, nulle éthiologie n'est plus obscure que celle de ces maladies. Dans les pathologies, on se trouve réduit aux conjectures; à peine rencontre-t-on quelque pensée plausible et raisonnable : tout ce qu'on dit à cet égard n'est qu'un amas mensonger d'idées elles-mêmes plus mensongères. Quoiqu'il n'appartienne pas à mon sujet de parler des causes occasionnelles des maladies, je vais m'arrêter sur quelques-unes de celles des cancers, qui s'allient naturellement à mes réflexions.

Le cancer est souvent une maladie primitive. Tantôt alors son invasion est purement spontanée ou sympathique; d'autres fois elle est simplement décidée par des causes extérieures fort légères et incapables assurément de produire seules une si grande révolution organique, telles que les coups et les compressions à peine éprouvés par le sein et le testicule déjà cancéreux. Ces causes sont seulement de rencontre, pour ainsi dire, et agissent dans la détermination des cancers, comme la foible compression du sein à la suite des couches, qui excite la phlegmasie de cette partie, déjà phlegmoneuse par le fait de l'établissement de la sécrétion lactée, comme la moindre contusion et le plus petit effort font naître quelquefois l'inflammation testiculaire, ou comme la contusion des articles scrophuleux fait survenir des tumeurs blanches, etc. Ce n'est donc pas le coup, c'est la circonstance vitale dans laquelle se trouve la partie qui décide de ses résultats : ce coup seroit innocent sans une disposition particulière. Il est, en effet, un état morbide commençant, une tendance de la partie, qui, en augmentant graduellement, conduit au cancer purement spontanée et au sympathique, et conduiroit infailliblement tôt ou tard à celui dont l'invasion est avancée ou précipitée par la légère cause extérieure. Dans l'un et l'autre cas, il se manifeste le plus communément de légères douleurs qui s'appaisent bientôt, et il se forme un tubercule chronique qui devient successivement plus cancéreux, ou bien la totalité de l'organe subit en même temps la dégénérescence carcinomateuse.... Les cancers primitifs ou préalables à toute autre affection organique, ne sont pas également fréquens pour tous les organes tributaires de ces maladies. Il n'en est point que ces cancers habitent plus souvent que la mamelle et le testicule; ils n'affectent guère l'enfance; ils surviennent principalement chez des individus d'un certain âge, et coïncident constamment avec l'affoiblissement et une sorte de flétrissement des organes affectés, dont l'action tonique a été en quelque manière éteinte par l'oisiveté, ou fatiguée à force de s'exercer. Toute autre explication des cancers primitifs est vraiment ridicule, et ne s'accorde pas avec les idées physiologiques les plus reçues. Pourquoi d'ailleurs supposer des causes qu'on ne peut concevoir, quand on peut facilement comprendre les actes d'une maladie d'après ce que nous apercevons? Nos explications ne doivent être que l'énoncé et le développement parfait de nos observations.

Le cancer peut être une maladie secondaire : parlons seulement de sa succession médiate aux phlegmasies. Les chirurgiens disent que le cancer termine l'inflammation, et ils ne citeroient pas un seul exemple où il lui a succédé directement et immédiatement. Il y a toujours un état atonique intermédiaire moins prononcé, une affection organique plus simple, qu'on peut plus facilement guérir, et qui ne passe à l'état cancéreux qu'en devenant plus caractérisée. Examinez une phlegmasie testiculaire ; elle est d'abord menée au type phthisique, puis au sarcomateux, dont le cancéreux est complémentaire. D'ailleurs, le cancer ne peut pas se former tout-à-coup, une partie considérable doit l'organiser, et s'il existoit lorsque l'inflammation nutritive cesse, il seroit vraiment subit. C'est donc à l'état indolent, terminaison de l'inflammation, qu'il fait suite. On a vu les tubercules chroniques du sein, l'intumescence du testicule, consécutifs à l'inflammation de ces organes, parvenir à l'état cancéreux. L'irritation continuée d'un petit bouton inflammatoire, d'une verrue, d'une loupe, d'une excroissance muqueuse et de certains ulcères, l'inflammation de l'œil et l'hydropisie de cet organe, les catarrhes très-chroniques de quelques membranes muqueuses, etc., sont suivis plus ou moins directement de l'affection carcinomateuse, qui est le dernier degré des états antérieurs... Les cancers subséquens aux inflammations, et sur-tout ceux qui succèdent aux sarcômes, sont le plus communément des affections purement topiques : aussi l'époque de la vie de ceux qui en sont frappés est presque indifférente, et on parvient plus facilement à les prévenir ou à en déterminer la guérison. Néanmoins, il se peut que, dans des circonstances, très-rares, à la vérité, les progrès des tumeurs chroniques, suites des inflammations, soient décidés par une disposition morbide. On a vu, par exemple, des personnes qui portoient de ces tumeurs depuis long-temps, dont l'accroissement ultérieur a été déterminé par une affection morale triste, l'arrêt des règles, etc. Cette remarque n'est point indifférente au praticien : en emportant une de ces tumeurs, il croiroit peut-être opérer un cancer local, et il pourroit se tromper. La connoissance parfaite de la succession des cancers aux inflammations nutritives chroniques, c'est-à-dire, à quelques états phthisiques et sarcomateux, ne devoit-elle pas nous conduire à une théorie heureuse de ces maladies, et à l'explication véritable de leurs phénomènes organiques ? Il est étonnant que les auteurs qui ont entrevu cette idée, n'en aient pas tiré parti. Tâchons d'en faire notre profit.

L'énorme différence qui existe entre les phénomènes des névroses et ceux des affections carcinomateuses, et la succession de celles-ci à des maladies généralement reconnues comme organiques, doivent écarter toute idée d'influence des nerfs dans leur naissance et leur développement : tout dépend, dans ces maladies, du changement de la nutrition, qui est le phénomène principal et la source première de leurs phénomènes organiques.

On ne peut pas regarder la simple exhalation comme essentiellement lésée dans les cancers; il ne pourroit en résulter que la transsudation vitale d'un fluide séreux plus ou moint changé ou altéré. A plus forte raison, on ne trouvera pas le siége principal de l'affection cancéreuse dans les pores absorbans. On n'accusera pas plus raisonnablement un vice de sécrétion, d'où ne dériveroient que des changemens de couleur, de densité, de quantité et de composition chimique du fluide sécrété. D'ailleurs, on ne pourroit faire cette supposition gratuite que pour les glandes, et on sait que le cancer n'affecte pas tous les organes sécréteurs, et qu'il peut en frapper d'autres d'une nature différente.

La lésion de la nutrition est donc la seule source primitive des cancers : le trouble seul de cette fonction peut donner lieu à un arrangement organique différent de l'organisation première, et à la génération d'une substance couenneuse ou lardacée. La nature intime de cette transmutation particulière de la structure primitive nous sera sans doute toujours inconnue. Nous ne pouvons pas mieux la concevoir que le mécanisme de la nutrition la plus parfaite ; mais nous la concevons tout aussi bien, et il doit nous suffire d'analyser les effets, et de savoir que la nutrition est principalement atteinte dans les lésions carcinomateuses.

Les circonstances dans lesquelles se manifestent

les cancers, la lenteur ordinaire de leur marche, sur-tout dans leurs premiers instans, leur penchant à l'ulcération, leur dégénérescence putride, la fièvre lente ou putride qui les suit, etc., n'annoncent certainement pas un état actif de la nutrition. S'il y avoit assimilation et accroissement de substance par surcroît d'action tonique, il y auroit, dans les cancers, effort à la réunion et réaction puissante de leurs phénomènes, qui nous montrent par-tout l'impuissance de l'action organique et sa tendance à sa destruction : c'est donc un état atonique de la nutrition qui constitue l'essence des carcinômes. On comprend aussi bien cet excès de nutrition par débilité vitale, qu'une suppuration abondante avec fièvre lente par affoiblissement des forces toniques exhalatoires. Cette production et cet accroissement de substance semblable à la couenne du lard sont absolument à la nutrition, ce que les suppurations très-passives sont à l'exhalation.

Cette asthénie nutritive présente deux caractères propres à la distinguer, par la pensée, de celle des sarcômes et des gangrènes, comme on peut distinguer les cancers de ces maladies par leurs symptômes respectifs. Dans les fongus, la débilité vitale est souvent très-peu marquée, et les cancers sont le dernier terme de l'affoiblissement de la nutrition avec changement organique : on ne peut rien concevoir au-delà d'une pareille dégénérescence de structure. Dans les gangrènes, la débilité tonique est prompte et près d'être abolie, sans transmutation organique. Le cancer est donc principalement caractérisé par un extrême de débilité de la force vitale, et par une lenteur particulière.

La vie se soutient néanmoins plus ou moins long-temps dans cet état vicieux; elle se signale par des actions spéciales avant que de s'éteindre, époque où le cancer n'existe plus.

Tous les cancers des mêmes organes ne s'accompagnent pas de la même lenteur dans leur invasion et leur marche, et ne dénotent pas le même degré de débilité. Ce sont ces différences qu'admet leur marche, qui rendent ces maladies plutôt sarcomateuses que cancéreuses, et ces dernières aiguës et chroniques, distinctions presque oubliées par tous les pathologistes. Là où la nutrition est plus débilitée, là, l'état organique est plutôt cancéreux que sarcomateux. Les affections organiques de la parotide, et quelques-unes testiculaires, offrent des exemples frappans des différences que j'établis entre les cancers plus sarcomateux, et ceux qui sont plus caractérisés. Là où se trouve une plus grande atonie, là se trouve une marche plus rapide du cancer, et réciproquement. Les cancers aigus et chroniques ne sont donc pas des maladies qui dénotent un état vital opposé et dissemblable, comme les phlegmasies aiguës et chroniques, par exemple : toute différence dans la durée de ces affections de semblables tissus dérive de la débilité tonique plus ou moins grande.

Quelquefois la foiblesse d'une partie carcinomateuse est telle, que la mortification se déclare : cette gangrène qui met fin au type cancéreux, n'indique donc rien de spécifique, puisqu'elle n'est que l'indice d'une plus grande asthénie. Le cancer prend alors une marche extrêmement aiguë, et arrive promptement à la mortification complète. Une apparence inflammatoire survient ; c'est une vraie gangrène et une condition morbide comparable à celle qui naît dans une partie infiltrée, quand elle se mortifie. On trouve dans les auteurs plusieurs exemples de la terminaison des cancers par une véritable mortification. Quesnay (*Traité de la Gangrène*) raconte l'observation suivante. Une mamelle carcinomateuse avoit acquis un volume énorme, et une couleur rouge un peu livide. La tumeur s'ouvrit et fournit pendant quelque temps une suppuration putride ; bientôt la mortification s'empara de toute la partie tuméfiée. La substance de cette tumeur étoit devenue assez molle, et presque insensible, peu de temps avant qu'elle fût mortifiée. Quesnay remarque judicieusement que cette gangrène auroit pu devenir avantageuse, comme on l'a vu quelquefois ; mais elle détermina une fièvre putride qui fit périr la malade. Ne pourroit-on pas faire tourner au salut de ceux qui sont affectés de cancers ce dont la nature nous montre des exemples heureux, en rendant gangréneuses des surfaces carcinomateuses ?

Un organe cancéreux, comme nous l'avons déjà vu, jouit vraiment de la vie, et il n'y a pas dans le cancer extinction totale de la vie, comme on l'a renouvelé dans un ouvrage qui vient de paroître : le cancer n'est donc pas la gangrène. Le carcinôme borne ses effets à la peau, au tissu cellulaire, à l'œil, à la parotide, à la mamelle, au testicule, et à quelques parties du système muqueux : la gangrène peut affecter tous nos tissus organiques. Celui-là a des causes particulières, et frappe à des époques marquées et comme choisies ; celle-ci a aussi des causes qui lui sont propres ; mais elle se développe presque indifféremment à toutes les époques de la vie de l'homme. Comment concevoir une transmutation organique, et son accroissement ultérieur avec la cessation de la vie? Les douleurs cancéreuses, qui existent sans ulcération extérieure, et avec simple division dans le sein de la tumeur, sont-elles compatibles avec la mort d'une partie? L'ulcération de la tumeur squirreuse n'annonce-t-elle pas une action vitale particulière ? Les suppurations de l'organe cancéreux sont donc physiques? D'ailleurs, et ceci est sans réplique, la tumeur cancéreuse devient elle-même une gangrène ; l'ulcère cancéreux subit plus ou moins évidemment cet état, et ils ne sont plus alors des cancers. Je crois qu'on n'apporteroit pas des preuves plus fortes pour démontrer la plus simple expérience de physique. Passons aux symptômes des cancers.

La douleur cancéreuse est particulière et lancinante : elle varie sur-tout suivant le tissu affecté, et le degré de la maladie. La douleur des cancers de la peau et de quelques membranes muqueuses ressemble à peine à celle des cancers mammaire, testiculaire, utérin et oculaire : ces derniers cancers sont, en effet, plus prononcés et plus imminens. La douleur des cancers commençans et chroniques est nulle, ou s'éloigne beaucoup, par son intensité et son caractère, de celle des cancers portés au plus haut point, et des cancers aigus. Plus un carcinôme se rapproche de l'état d'un sarcôme, moins il est sensible ; il le devient d'autant plus qu'il approche davantage de l'extrême d'asthénie organique, et de la condition gangréneuse.

La tumeur cancéreuse, nommée squirre (1), n'est qu'un état moins avancé des cancers; sa solution ou terminaison la plus naturelle est l'ulcération, comme la cicatrisation est le but auquel tend une tumeur phlegmoneuse ouverte. Le squirre carcinomateux est plus ou moins volumineux : rarement uniforme, il devient irrégulier en se développant davantage dans certains sens et moins dans d'autres, circonstances qui marquent une débilité et une désorganisation différentes dans ses divers points. Il gagne lentement et successivement une plus grande partie du tissu primitivement lésé, si celui-ci n'a pas été offensé tout entier dans son principe. Il se propage aux tissus voisins avec plus ou moins de facilité (*Mémoire renfermant quelques vues générales sur le cancer, par M. Roux*) par l'extension de la lésion vitale primitive, décide un engorgement nutritif analogue des glandes absorbantes voisines, et finit par un ulcère, qui fournit un fluide putride ou adynamique, et produit une fièvre atonique lente qui se rapproche quelquefois de la putride, l'altération particulière de quelques systèmes organiques et la mort. L'entier développement de la tumeur carcinomateuse précède toujours la séparation du pus ou de l'ichor cancéreux, comme un organe glanduleux ou exhalant préexiste à une sécrétion ou à une exhalation. Son ulcère diffère beaucoup des ulcères phthisiques : ceux-ci arrivent à des organes presque primitifs. L'ulcère cancéreux est l'ouverture d'une

(1) On donne encore le nom de squirre à des engorgemens phthisiques et sarcomateux.

partie nouvellement formée, d'une concrétion organique qui ne peut s'opposer à son bouleversement, et qui s'écroule avec ses productions; il varie suivant l'organe affecté; il est plus ou moins profond, sinueux ou caverneux; ses bord sont renversés, carnifiés et épais; il s'élève de son fond des tumeurs en forme de champignons, qu'on ne doit pas confondre avec les vrais sarcômes; car elles en diffèrent autant que le cancer de ces maladies, et c'est à tort que quelques médecins rapprochent ces états dissemblables. Ces tumeurs ou excroissances nous apprennent qu'un tissu déjà terminé accidentellement, peut pousser et végéter à son tour; elles nous montrent aussi l'absurdité du système de ceux qui regardent une partie cancéreuse comme absolument privée de vie.

L'ulcère carcinomateux peut-il être regardé, dans quelques circonstances, comme une forme morbide exempte de toute autre antérieure? Quelques pathologistes pensent que les ulcères cancéreux de la peau et des membranes muqueuses, soit spontanés, soit subséquens à des boutons inflammatoires, à des verrues ou poireaux qui ont été agacés plus ou moins long-temps, sont primitifs, et ne commencent pas du tout comme ceux qui résultent de l'érosion d'une tumeur squirreuse : suivant eux, en un mot, ces ulcères existent sans être précédés d'engorgement. Il est difficile peut-être de répondre victorieusement à cette opinion, sur-tout relativement aux ulcères spontanés qui ne s'accompagnent pas d'un engorgement considérable. Je crois cependant que les chirurgiens qui se donneront la peine d'y réfléchir, regarderont avec moi tous ces ulcères comme plantés sur une dureté cancéreuse. L'ulcère carcinomateux, en effet, ne peut être que l'ouverture d'un tissu nouveau, et il est impossible de le concevoir différemment. Lors donc qu'un bouton inflammatoire déchiré devient cancéreux, il se forme un petit plancher chronique qui entretient ensuite la déchirure, d'abord phlegmasique. L'ulcère carcinomateux extérieur me paroît donc être, pour la superficie d'un bourgeon analogue, ce que l'ulcère carcinomateux intérieur est pour la partie centrale d'une tumeur de même nature. Les différences de ces ulcères ne sont que relatives à leurs causes et aux tissus qu'ils habitent.

La forme ulcéreuse du cancer a fait classer ce type morbide parmi les ulcères; mais ce rang est extrêmement vicieux. Le cancer a bien une tendance naturelle à l'ulcération ; mais il est tel avant d'être parvenu à cette condition, qui n'est que son degré le plus avancé. D'ailleurs, en nosologie, c'est le mode du type maladif qu'il faut considérer, et non la forme des phénomènes morbides; et nous avons vu qu'on ne pouvoit pas faire des ulcères une division particulière de maladies chirurgicales ; division monstrueuse qui dépendoit uniquement des mauvaises idées qu'on avoit sur ces altérations organiques. J'abandonne donc ce paragraphe, qui ne devroit pas même exister dans mon ouvrage.

Un dernier phénomène local des cancers est la dilatation des vaisseaux artériels, capillaires et veineux. Cette dilatation, de nature essentiellement adynamique, et donnant aux cancers une couleur noire qui les fait ressembler aux gangrènes, est évidemment consécutive au trouble de la nutrition; elle n'a point lieu tant que l'affection cancéreuse n'est pas bien prononcée, et elle semble se mesurer d'après son degré plus ou moins avancé : on diroit que la désorganisation se communique de proche en proche aux gros vaisseaux, à mesure que celle des dernières filières arrive. Ce symptôme des cancers leur prête un air de famille avec les tumeurs sanguines ou variqueuses, sortes de désorganisations capillaires. Comme les cancers, ces tumeurs doivent être enlevées complètement, ou bien elles poussent et végètent; les unes et les autres de ces tumeurs versent beaucoup de sang quand on les déchire, etc.

Si de ces données, assurément incomplètes et convenables seulement pour fixer leur nature, sur les phénomènes locaux des cancers, nous nous élevons à quelques vues générales séméïotiques sur ces maladies, nous trouvons qu'il ne faut point chercher, pour fonder leur diagnostic, des symptômes tout-à-fait différens de ceux des autres affections organiques : nous n'avons toujours que des modifications de symptômes à étudier, des manières d'être de la douleur, de la tumeur, de l'ulcération, etc. La douleur des cancers est très-intéressante sans-doute pour l'observateur ; mais doit-elle seule l'occuper pour lui faire apprécier le type cancéreux ? je ne le pense pas. Les altérations organiques, la tumeur, l'ulcération et ses manières d'être, les produits puriformes de la partie, leur odeur particulière, la dilatation asthénique des capillaires, l'hémorragie facile de quelques tumeurs cancéreuses, etc., sont des phénomènes très-précieux à examiner pour fonder un bon diagnostic : tout doit être apprécié exactement, et c'est pour ne pas examiner scrupuleusement toutes les choses, qu'on prend souvent de simples maladies phthisiques ou fongueuses pour des états vraiment cancéreux.

J'ai déjà signalé les raisons qui m'ont conduit à classer les maladies organiques suivant le système anatomique qu'elles affectent d'abord. Les caractères des carcinômes d'un tissu sont si tranchés, qu'on ne peut pas les séparer. Pourroit-on, par exemple, éloigner les cancers glanduleux, et ne pas réunir les cutanés ? Les premiers sont très-imminens, et nous montrent le prototype du cancer : les derniers sont légers comparativement aux autres, et beaucoup moins bien caractérisés.

Tableau des Cancers.

Cutanés.	(Ulcères carcinomateux de la peau).
Cellulaires et séreux.	(Cancers du tissu cellulaire et des tissus séreux de l'œil).
Muqueux.	De la conjonctive, De la caroncule lacrymale (enchantis malin), De la pituitaire, Des lèvres, De la langue, Du septum staphylin, Du rectum, De la vessie, De la verge, Des parties génitales externes de la femme. De l'utérus et du conduit utérin.

Glanduleux ou parenchymateux. .	De la parotide, De la mamelle, Du testicule (1).

Tel est l'ordre nosologique qu'il est raisonnable, ce me semble, de présenter sur les cancers dans l'état actuel de nos connoissances, en omettant à dessein ceux de l'estomac et des intestins, qui touchent de plus près la médecine interne. Les observations réputées cancéreuses de certains organes ne sont propres qu'à éblouir le commun des médecins, et ne peuvent en imposer aux vrais observateurs, à ceux qui ont étudié l'anatomie pathologique, et qui ont appris à raisonner sur les faits. Si le cancer peut fixer son siége dans d'autres organes, ce n'est jamais d'une manière primitive, au moins nous n'avons aucune observation bien faite qui démente cette proposition, mais bien par voie d'extension; et les observations qu'on cite journellement, comme celle de cancers du foie, du rein, de l'ovaire, de l'épiploon, des os, et des tissus fibreux et cartilagineux, ne supportent pas la moindre réflexion : dans toutes, on ne voit manifestement que des états plus ou moins chroniques, phthisiques ou sarcomateux. On est donc en droit de considérer, comme un des caractères du cancer, les bornes ou les limites qu'il admet dans son

(1) Souvent une erreur se propage plus facilement qu'une vérité. Quelqu'un a dit que tout état organique du testicule étoit cancéreux, et on l'a cru. Mais il faut distinguer avec soin la phlegmasie chronique ou la phthisie secondaire de cet organe, et l'état sarcomateux (sarcocèle) du véritable état carcinomateux. Callisen a fait une heureuse distinction de toutes ces choses.

siége. Ne pensez pas, au reste, qu'il soit facile d'apprécier rigoureusement certains états organiques chroniques de nos parties. Comparez les maladies des viscères et des tissus membraneux avec celles qui arrivent en quelque sorte à la surface du corps, et certains états phthisiques ou sarcomateux avec des états carcinomateux, et il vous sera aisé de vous convaincre de la difficulté extrême de déterminer leur véritable caractère : peut-être il existe pour tous les organes quelque chose qui ressemble au cancer. Il ne faut cependant pas s'étonner de ces variétés des maladies organiques lentes, qui ne sont que des degrés et des modifications de la même constitution morbide. Les actes sthéniques n'ont-ils pas leurs degrés et leurs différences comme les phénomènes asthéniques ? Combien ne diffèrent pas la phlegmasie variolique de la vénérienne et de la traumatique, la simple turgescence du système capillaire ou la phlogose, de l'inflammation suppurative et de l'inflammation nutritive ?

Gangrènes.

Elles ne sont point des abolitions vitales dès leur principe. — Elles ont un caractère aigu. — L'action tonique est essentiellement affectée dans les gangrènes. — Une partie mortifiée est privée de tout rudiment de vie : elle se putréfie. — Séparation des parties mortifiées. — Remarques sur plusieurs gangrènes primitives. — Classification.

La gangrène n'est d'abord qu'une débilité des forces vitales, et celles-ci ne sont point abolies dès le moment même de son invasion ; elles sont débilitées successivement, et elles finissent par s'éteindre : c'est l'affection d'un tissu qui meurt, mais qui n'est pas encore mort. Les phénomènes observables des gangrènes, la douleur plus ou moins forte et quelquefois insupportable, l'engorgement capillaire, les exhalations roussâtres et puriformes, etc., faux appareil inflammatoire, prouvent rigoureusement cette proposition. Jetez un coup-d'œil sur les symptômes de la gangrène d'hôpital, et sur ceux de la pustule maligne, de l'angine gangréneuse, des gangrènes complémentaires des fièvres putrides et pestilentielles, de la congélation, des gonflemens adynamiques produits par le venin de la vipère, etc., et vous serez convaincu de la vérité que je rétablis.

Les gangrènes sont en général des maladies aiguës. En effet, depuis le moment où elles commencent jusqu'à celui de la mortification complète, il n'y a ordinairement qu'un temps très-court. Ce caractère des gangrènes, qui dépend de l'affection profonde de la vie dans ces maladies, les distingue suffisamment des cancers : ici la débilité tonique est lente, et la nutrition primitivement atteinte ; là, la transmutation organique ne sauroit arriver ; il y a lésion vitale d'un tissu naturel.

L'action tonique est essentiellement affectée dans les gangrènes. C'est parce que la circulation capillaire, l'exhalation et la nutrition, d'abord affoiblies promptement viennent à cesser, que la mortification a lieu. Celle-ci est absolument pour ces fonctions ce que la paralysie partielle et totale est pour l'action nerveuse. Un organe privé de la sensibilité, soit naturellement, soit accidentellement, vit et se soutient par sa force nutritive : aussi la perte de sensibilité d'une partie, d'un membre, par exemple, sans aucune mutation organique, ne dénote pas sa gangrène, mais bien sa paralysie. La suspension et même l'interruption d'une simple exhalation purulente ou naturelle, d'une sécrétion n'offre rien de semblable à la gangrène. En un mot, celle-ci est une condition contraire à l'inflammation.

Dans une gangrène confirmée, c'est-à-dire, dans la véritable mortification, tout mouvement vital est annihilé. Aussi les chirugiens donnent une idée extrêmement fautive d'une partie gangrénée, en la comparant à la chair d'un animal récemment tué. Dans la partie mortifiée, dont les fonctions ont été préalablement altérées, toute agitation vitale est anéantie et complètement détruite. Il n'y a plus de tonicité, de circulation capillaire, d'exhalation et d'absorption vitales, etc. Il y a stase d'une grande quantité de fluides; et la putréfaction ou fermentation putride, phénomène purement chimique, suit si promptement la gangrène, phénomène tonique, que quelques médecins ont cru que l'une des choses n'étoit que l'autre. Les forces organiques subsistent encore quelque temps dans un morceau de tissu enlevé d'un animal vivant, ou mort d'une manière violente, et qui n'a subi aucune altération particulière; le système capillaire n'est pas gorgé de sang, l'exhalation, l'absorption, la nutrition et la calorification ne sont pas d'abord interrompues, et la putréfaction ne s'y développe que quelque temps après sa soustraction. Si donc la putréfaction s'empare si promptement d'un organe gangréné, c'est que la vie y est éteinte, et que son engorgement par les fluides sert beaucoup à l'avancer. La décomposition tardive des tissus frappés de gangrènes sèches, ou avec dessiccation, prouve l'influence des fluides dans la putréfaction de ceux frappés de gangrènes humides.

Dès qu'une partie organique est entièrement morte, on doit la considérer comme un véritable corps étranger, et elle est successivement separée des parties vivantes voisines. Or, voyons comment se fait sa séparation. Les modernes, qui ont fait une étude spéciale des vaisseaux absorbans, devoient tout naturellement l'expliquer de cette manière : les bouches des vaisseaux absorbans prennent les molécules de la partie morte qui se trouve le plus directement en rapport avec elles ; les points de contact sont détruits, et cette partie doit tomber ou être facilement enlevée. Mais cette explication, née uniquement d'une découverte qui sembloit promettre de grands avantages, et qui a déjà enfanté beaucoup d'erreurs, ne repose sur aucun fait particulier : l'inégalité des surfaces détachées ne démontre que l'inégalité de profondeur de la gangrène. Les anciens et les hommes des derniers siècles avoient peut-être étudié autant que nous le mécanisme de la chute des parties mortifiées, quand ils pensoient qu'elle arrivoit par le moyen de la nutrition des parties vivantes : suivant eux, le suc nutritif, en formant les bourgeons charnus par son organisation, chasse une partie, qui d'ailleurs n'est plus en rapport avec celles qui lui répondoient autrefois si exactement. Ce système me paroît beaucoup plus vrai que l'hypothèse admise aujourd'hui ; il est lié aux lois générales de la cicatrisation, et les parties vivantes en rapport avec la partie gangrénée récemment, jouissent réellement d'un accroissement de nutrition, et ont une tendance marquée à se resserrer et à se cicatriser. Observons d'ailleurs que le temps nécessaire pour la chute des escarres, des parties molles, et l'exfoliation ou l'isolement des pièces nécrosées, est le même que pour la formation des cicatrices et du cal. Le temps que met une partie molle mortifiée à tomber, correspond à celui nécessaire pour la cicatrisation proprement dite : l'exfoliation des os est tardive comme la formation du cal.

Quelqu'effort que fasse le nosologiste, il ne peut pas tirer un parti très-satisfaisant du siége des gangrènes pour leur classification. En prenant pour bases de ses divisions les divers systèmes organiques, il manqueroit même son but, et s'exposeroit à des répétitions éternelles, souvent fort ridicules, et toujours absolument inutiles. La gangrène, dans plusieurs circonstances, habite plusieurs tissus en même temps; on la voit, par exemple, s'emparer de toute l'épaisseur d'un membre d'une manière primitive; et quel est alors le tissu affecté? Les tissus mous me paroissent avoir une plus grande participation à la maladie; mais on ne peut pas dire qu'ils composent un système unique. Observons aussi que le siége des gangrènes dans les divers tissus n'est pas toujours la chose la plus importante à considérer : Quesnay les a examinées suivant leurs causes, et les circonstances dans lesquelles elles se manifestent; abandonnons donc, à l'égard de ces maladies, notre méthode ordinaire de classification, ou plutôt employons tour-àtour leur siége et leurs causes à leur étude et à leur distribution.

On peut distinguer assez exactement les gangrènes en locales et en générales; en celles bornées primitivement à un seul système, et en celles qui sont étendues à un plus ou moins grand nombre de tissus. Ces distinctions, qui sont de la plus grande importance pour la pratique, n'ont pas été bien développées.

Dans les fièvres adynamiques (1) (putrides, malignes et pestilentielles), chaque système organique est affecté d'une manière plus ou moins remarquable; plusieurs même deviennent le siége de gangrènes particulières. On a nommé ces gangrènes des inflammations critiques, malignes; mais tous ces symptômes sont vraiment adynamiques, exigent une thérapeutique tonique et vivifiante, et on les conçoit de la manière suivante: la tonicité des divers systèmes organiques, et les fonctions auxquelles elle préside, sont essentiellement lésées et promptement diminuées dans les fièvres précitées, et si la débilité est portée plus loin dans quelques-uns d'eux, diverses gangrènes se manifestent. Celles-ci ne sont donc que des symptômes plus prononcés de ces fièvres, et elles arrivent à-peu-près de la même manière que les affections scrophuleuses plus caractérisées de divers tissus, et que

---

(1) Il est aisé de voir que je n'emploie pas le mot adynamique dans le sens des auteurs, qui s'en servent pour exprimer la foiblesse ou la perte de l'action musculaire, phénomène absolument secondaire à la foiblesse de la tonicité des muscles. Jusqu'à quand les médecins négligeront-ils l'ensemble des principaux phénomènes des maladies, et s'arrêteront-ils sur quelques-uns plus superficiels, pour apprécier leur nature?

les hémorragies actives, et les congestions phlegmasiques qui se forment dans les fièvres inflammatoires, et qui en sont comme le complément. Ces actions gangréneuses générales ne sont pas encore bien connues, et je pense qu'il est de mon devoir, non-seulement de les annoncer, mais encore d'insister quelque temps sur leur mode de formation. Or, diverses circonstances favorisent la prédominance ou la prééminence d'affection dans les fièvres adynamiques. Quelques systèmes, à raison de leur moindre énergie tonique, ont une tendance naturelle à s'affecter davantage, tels sont le glanduleux, le séreux, etc. Si une inflammation partielle existe, on la voit facilement passer à la gangrène : c'est par l'influence des fièvres putrides sur des phlegmasies locales préexistantes, qu'il faut expliquer les terminaisons par gangrènes de quelques érysipèles, la gangrène de la verge dans les cas d'inflammation urétrale, préputiale, etc. Lorsque la fièvre putride est portée à un très-haut point, les vésicatoires et tous les enflammans cutanés, cellulaires, etc. déterminent des stimulations fausses, et décident des gangrènes. N'est-ce pas aussi parce que les toniques et les excitans généraux produisent une stimulation fausse générale, qu'on ne retire pas de grands avantages de leur emploi dans le traitement de quelques fièvres putrides, et des pestilentielles ? Les compressions et les ligatures, en diminuant l'action organique des parties, déterminent des gangrènes particulières qui ont coutume de se montrer autour du bassin, des trochanters, etc.

Les gangrènes scorbutiques, complémens et terminaisons du scorbut, sont liées, comme les précédentes, à un état général, et méritent d'être placées à côté d'elles : elles arrivent absolument de la même manière.

La gangrène sénile, qui n'est guère le simple résultat de l'âge, et qui se trouve ordinairement favorisée par le froid ou l'abus des liqueurs alcooliques, n'est pas une affection purement locale. Une plus grande partie de tissu que celle actuellement affectée, n'est-elle pas disposée à la gangrène ? On peut faire une remarque semblable pour la mortification par le blé ergoté et par l'abus des boissons vineuses : toutes les gangrènes qui affectent primitivement plusieurs systèmes peuvent être considérées, sans inconvénient, comme étant plus ou moins générales.

Il résulte des considérations précédentes que dans les gangrènes générales, ou dans les adynamies communes à plusieurs systèmes, les mortifications locales qu'on aperçoit ne sont que l'indice d'une affection plus profonde de quelques tissus. Par contre, quelques gangrènes primitivement locales font naître une adynamie générale, susceptible elle-même des terminaisons ordinaires de la fièvre putride primitive.

Le froid agit de diverses manières sur nos parties suivant son intensité, l'état présent des facultés vitales, etc. Une impression momentanée d'un froid vif peut produire une excitation réelle, dont les médecins savent tirer parti pour le traitement des convulsions des enfans, pour celui de quelques maladies phthisiques légères, des rachitismes, etc. ; mais ces circonstances de médication sont à-peu-près les seules où le froid détermine des actions sthéniques. Un froid léger et humide concourt à la production des scrophules ; l'action d'un froid prolongé et plus fort décide l'engelure ; enfin, un froid très-violent, momentané ou plus ou moins prolongé, peut amener la gangrène réelle de plusieurs tissus ou la congélation.

L'engelure est une maladie de la peau et du tissu cellulaire soucutané, digne de figurer parmi les gangrènes, quoiqu'elle ne soit pas une mortification dans ses premiers degrés. Elle n'a pas l'extrême lenteur des maladies phthisiques, et on ne peut pas la rapporter à leur cadre. A plus forte raison, quand elle est bien caractérisée, elle n'est pas une maladie inflammatoire : l'engorgement par asthénie du système capillaire ne doit pas nous en imposer. Elle affecte sur-tout les enfans, et les individus dont la peau et le tissu cellulaire sont foibles, et surchargés de sucs ; on la prévient en excitant les parties; sa marche n'est pas celle des inflammations; elle se termine par des ulcères comme gangréneux; on ne la guérit pas non plus par des émolliens : on pourroit la considérer comme une sorte de scorbut local.

La congélation est une maladie primitivement vitale et gangréneuse ; elle existe sans mutation organique physique, et sous ce rapport, elle se rapproche des premiers degrés de la brûlure, qui sont plutôt des affections physico-vitales, qu'essentiellement physiques, et elle n'est pas du tout comparable à l'escarrification par le feu.

La pustule maligne est une véritable gangrène ou adynamie locale primitive de la peau décidée par des influences délétères directes. Tous ses symptômes sont ceux des gangrènes. Il paroît une vésicule qui contient de la sérosité roussâtre ; la coloration de la tumeur n'est pas celle des phlegmasies ; la maladie se termine constamment par la mortification, et s'accompagne de symptômes putrides généraux : son traitement est éminemment tonique, etc. On ne m'apporteroit pas des preuves plus fortes pour me prouver que le phlegmon est une inflammation ; on ne pourroit que me dire que sa coloration est franche, qu'il tend à une bonne suppuration et à la cicatrisation, qu'il détermine une fièvre inflammatoire, que son traitement est débilitant, etc.

L'angine gangréneuse est encore un exemple frappant du désordre, qui naît de cette manie de trop généraliser certains faits. On la comprend aisément sans qu'elle soit nécessairement précédée de l'inflammation, et les mêmes raisons qui placent la pustule maligne parmi les gangrènes, rangent l'angine gangréneuse dans cette grande famille de maladies.

Le furoncle est-il une phlegmasie primitive, et la gangrène n'est-elle que secondaire, ou y a-t-il dans cette maladie adynamie tonique primitive, et gangrène successive ? Si le furoncle est une inflammation, il faut convenir qu'il en forme une absolument spéciale, à laquelle on a donné le nom de furonculaire, dans le même sens qu'on dit inflammation gangréneuse, c'est-à-dire, pour indiquer quelque chose de louche. La mortification s'empare constamment de la partie affectée. Cette maladie survient d'ailleurs dans des circonstances peu propres à montrer son caractère inflammatoire ; ses symptômes ne sont pas phlegmasiques, et son traitement est tonique et dépuratoire.

Tableau des Gangrènes.

Des parties molles (générales ou locales)......	Gangrènes complémentaires des fièvres adynamiques et du scorbut; Gangrènes séniles; Gangrènes par ingestion de quelques substances, le blé ergoté, les boissons alkooliques; Gangrène des surfaces suppuratoires (gangrène d'hôpital); Gangrènes produites par le froid (engelure et congélation); Gangrène des anatomistes; Gangrènes vénéneuses (morsures de la vipère, des serpens, des insectes); Pustule maligne; Angine gangréneuse; Furoncle; Gangrènes primitives déterminées par l'impression de l'urine et des matières stercorales, etc.
Des parties dures.	(Nécroses, ou caries gangréneuses des organes fibreux et osseux).

Dilatations toniques des vaisseaux ; resserremens toniques des conduits.

Pensée des pathologistes sur les anévrismes cardiaques et artériels. — Mécanisme de l'anévrisme ; influence de la tonicité et de la nutrition sur sa formation. — Mode semblable de dilatation du cœur et des artères. — Maladies qu'il faut regarder comme anévrismes. — Anévrismes primitifs. — Anévrismes consécutifs. — Varices. — Resserremens toniques des réservoirs et des conduits excréteurs. — Resserremens primitifs. — Resserremens consécutifs à des maladies organiques. — Classification de ces maladies.

Les pathologistes pensent que les anévrismes des artères diffèrent totalement des anévrismes du cœur. Dans ceux-ci, disent-ils, il y a un vice de nutrition bien réel ; dans ceux-là, les choses se passent d'une manière toute physique : le sang amplifie les parois artérielles, et les écarte mécaniquement de leur axe. Mais cette dernière explication ne sauroit être juste, et je crois qu'on n'a pas encore assez réfléchi sur le mode d'exécution des dilatations vasculaires, et qu'il est possible d'ajouter quelques pensées à ce qu'on connoît touchant leur éthiologie.

Dans la dilatation d'une artère, les tuniques ne cèdent que lentement ; il n'y a pas d'effort soudain et uniquement mécanique : la distension du tuyau artériel ou de ce qui le remplace, se trouve tellement dépendante de la présence des propriétés toniques, que, sans l'influence de celles-ci, elle ne sauroit arriver. J'appelle cette dilatation lente, extensibilité tonique. Les physiologistes la confondent avec l'extensibilité brusque ou mécanique des tissus, absolument indépendante de la vie, et c'est un petit mal. La peau, le tissu cellulaire et les systèmes les plus mous de l'organisme, jouissent au plus haut degré de l'extensibilité mécanique, et ont aussi en partage l'extensibilité vitale. Les os et les cylindres artériels ne jouissent guère que de cette dernière. Une cause capable d'agrandir le sinus maxillaire, en romproit les parois, si elle agissoit promptement et sans l'influence de la tonicité. Si on vouloit dilater une artère d'une manière subite, on la rupturcroit. En supposant même cette dilatation possible, les parois artérielles ne présenteroient plus le même aspect pathologique, la même épaisseur, par exemple... Deux espèces de resserremens correspondent absolument aux deux espèces d'extensibilités : les tissus mous les possèdent toutes deux. La peau extrêmement élargie, se resserre lentement quand la cause d'extensibilité cesse. Dans les os, on ne remarque que le resserrement vital ou tonique. Après la sortie du séquestre, par exemple, les parois du nouvel os formé par les parties osseuses restantes et conservées, se rapprochent par les forces organiques qui les animent. Les artères ou dilatées et anévrismatiques, ou dans leur état le plus naturel, s'oblitèrent vitalement lorsqu'elles ne donnent plus passage au sang qui entretient leur état morbide ou leur parfaite santé. C'est en effet l'unique effort du sang contre l'artère ou le tissu qui en tient lieu, qui alimente la lésion organique relative à sa dilatation. D'après cela, on peut juger de la distance immense qui existe entre les dilatations toniques des vaisseaux, et les maladies organiques proprement dites : ici la lésion vitale, une fois bien déterminée, s'entretient et se compose d'une marche particulière; là, la lésion organique est absolument subordonnée à sa cause, et si celle-ci cesse, la maladie ne peut plus exister.

Voilà quelques exemples sur un genre de propriétés encore trop peu étudiées, et dont la connoissance est cependant de la première nécessité pour l'intelligence des dilatations et des resserremens des vaisseaux et des conduits excréteurs. Quoique la cause de ces phénomènes soit mécanique, ils sont essentiellement vitaux; les tissus ne cèdent ou ne se resserrent que parce qu'ils éprouvent une mutation dans leurs propriétés toniques et leur nutrition, qui permettent une dilatation, et changent plus ou moins évidemment le caractère de structure des parois qui s'étendent, ou rapprochent les cellules des canaux dans leurs resserremens, en décidant une sorte de cicatrisation intérieure. Appliquons maintenant ces connoissances à l'étude des dilatations des parties vasculaires, et sur-tout du cœur et des artères, et à celle des resserremens des conduits excréteurs.

Pour la dilatation des cavités cardiaques, le sang presse leurs parois quand elles se contractent, et leur nutrition prend un accroissement véritable : il y a exubérance nutritive à mesure que le sang tend à dilater ces cavités. L'anévrisme artériel s'opère à-peu-près de la même manière. Il y a pression et effort du sang contre les parois artérielles ou les parties qui en tiennent lieu; leur tonicité s'altère, et le tissu s'alonge et s'augmente à-peu-près comme dans la formation des sarcômes à kystes, avec cette grande différence que ceux-ci pourroient exister, mais dans un état d'agglomération, sans l'exhalation intérieure qui leur donne la forme que nous leur reconnoissons. Les anévrismes artériels sont donc des kystes dont l'existence est subordonnée à leur cause.

De tout ce qui a été dit jusqu'ici touchant l'extensibilité tonique, on peut tirer ces corollaires relativement aux anévrismes : toute dilatation vasculaire doit être considérée comme intimement liée à un changement survenu à la tonicité et à la nutrition ; toute dilatation vitale du cœur et des artères est analogue : on ne peut donc pas les rapprocher des solutions physiques de continuité. L'épaisseur considérable des parois cardiaques anévrismatiques, et celle beaucoup moindre, ne doivent pas surprendre le pathologiste. Les différences primitives des tissus malades apportent ici, comme dans d'autres circonstances, des différences maladives, et il est certainement très-facile de reconnoître pourquoi le vice de nutrition est moins marqué dans les anévrismes artériels que dans les cardiaques.

Tout anévrisme artériel me paroît consister essentiellement dans une poche ou cavité particulière, dilatable par du sang artériel ou poussé par le cœur, et formée par l'agrandissement de toutes les tuniques artérielles, de la celluleuse ou de la fibreuse, du tissu cellulaire étranger à l'artère, ou enfin par une veine (1). Dans tous ces cas, on retrouve une dila-

(1) Les auteurs me paroissent avoir attaché trop d'importance à déterminer les espèces d'anévrismes suivant la couche ar-

tation tonique par du sang artériel, vrai caractère des anévrismes. C'est à tort que quelques pathologis-

---

térielle affectée. Plusieurs même ont montré de la mauvaise foi, en regardant comme des contes, des observations qui auroient dû les convaincre. Voici toutefois quelques observations tendantes à fixer ces espèces.

J'ai vu à l'hospice de l'Ecole un homme qui portoit depuis trois mois un anévrisme poplité, déterminé par une extension forcée de la jambe. Les symptômes qui s'étoient manifestés immédiatement après l'extension, comme l'engourdissement douloureux de la jambe, une tumeur pulsative, poplitée, etc., ne laissoient aucun doute sur un anévrisme par dilatation de la tunique celluleuse de l'artère poplitée, et avec rupture des deux tuniques internes : cette maladie fut traitée et guérie complètement par la compression.

M. Maraudel, un des élèves les plus distingués de l'école de Paris, m'a communiqué ces détails. Un anévrisme étoit situé à la partie antérieure de la crosse de l'aorte, au-dessus, et un peu à droite d'un autre énorme, avec usure du sternum ; il avoit le volume d'un œuf de pigeon, étoit uniformément arrondi, à parois fines et transparentes et à pédicule ; il ne contenoit que du sang liquide. La dissection la plus attentive apprit les choses suivantes : la tunique celluleuse se terminoit au pédicule de la tumeur, comme si elle avoit été emportée circulairement ; la tunique moyenne, également rompue, ne se prolongeoit pas sur la poche ; enfin la tunique interne ou ligamenteuse formoit cette poche, dont la cavité étoit continue avec celle de l'artère.

N. B. reçut un coup d'épée qui pénétra vis-à-vis l'articulation huméro-antibrachiale droite, glissa le long du bras, et rencontra l'artère humérale, qui fut ouverte : issue d'une demi-verrée de sang par la plaie, cessation du pouls, engourdissement du membre, et petite tumeur à la partie moyenne du bras, et sur le trajet de l'artère, du volume d'un œuf de pigeon, sans battemens et d'abord sans changement de coutes ont pu considérer comme un anévrisme ce qu'ils nomment anévrisme faux primitif (*vulnus arteriæ*

---

leur à la peau, mais bientôt avec infiltration étendue principalement à la partie supérieure du bras et à l'épaule. Le malade se rendit à l'hôpital de Colmart, où on chercha à reconnoître la direction et l'étendue de la plaie à l'aide d'un stilet; mais comme on ne put pas pénétrer fort avant, on se contenta d'appliquer des compresses trempées dans de l'oxicrat, qu'on soutint avec un bandage roulé médiocrement serré. Au bout de quelques jours, diminution du gonflement du membre, et dissipation de l'ecchymose; battemens de la tumeur humérale et retour du pouls. Ce ne fut qu'à cette époque qu'on connut la maladie. On tenta l'emploi de moyens compressifs, qui ne réussirent pas, et on voulut faire la ligature de l'artère. Le malade y consentoit à regret, lorsqu'un chirurgien le fit sortir de l'hôpital. On exerça une compression méthodique sur la tumeur, qui perdit d'abord beaucoup de son volume. De retour à Paris, un an après son accident, B. se rendit à l'hospice de l'école, où on reconnut facilement un anévrisme. M. Dubois me chargea d'exercer la compression au-dessus de la tumeur, et dans deux mois je parvins à rendre les battemens presque nuls. On ne sentoit plus qu'un léger tremblement vers le haut de la tumeur, lorsqu'une circonstance particulière me fit sortir de l'hospice. Le malade fut délaissé durant quinze jours, au bout desquels on revint à l'usage des moyens compressifs; mais la tumeur avoit repris son ancien volume; on ne travailla plus que très-négligemment, et le malade quitta l'hospice sans être guéri. Je l'ai vu depuis; sa tumeur anévrismale avoit le volume d'un œuf de pigeon.

Ceux qui rejettent la dilatation simultanée des tuniques artérielles n'apportent pas des raisons assez fortes pour prouver qu'elle n'existe pas: les preuves sont même en faveur de son admission. Etant démontré que la tunique artérielle interne devient anévrismatique, il reste démontré que toute l'épaisseur du tuyau artériel peut supporter la dilatation. Les ruptures de *cum ecchymosi*) ; c'est une blessure artérielle qui, à la vérité, peut être suivie d'anévrisme. Toute solution physique de continuité est prompte : l'anévrisme n'offre qu'une distension chronique et vitale. L'anévrisme qui se forme à la suite d'une blessure artérielle avec diffusion de sang est donc secondaire comme toute maladie organique peut l'être, et il s'établit à-peu-près comme l'ulcère, ou la fistule à la suite d'une plaie.

Il y a des anévrismes primitifs et des anévrismes consécutifs. Les premiers sont à poches primitivement artérielles ; les seconds à poches étrangères à l'artère. La dénomination de faux ajoutée à quelques-uns de ceux-ci doit être bannie, car elle est capable d'induire en erreur, en présentant ces maladies comme n'étant pas des anévrismes. Je regarde comme anévrismes primitifs les dilatations de toutes les couches organiques qui forment le tuyau artériel, la dilatation de la couche externe avec rupture de la moyenne et de l'interne, et celle de cette dernière avec rupture des deux premières. Ces ruptures partielles, en effet, soit primordialement et purement physiques, soit favorisées par des altérations organiques artérielles ou des distensions préalables, seroient absolument nulles et innocentes, si d'autres

---

la membrane interne, faites sur le cadavre pour s'assurer de la possibilité de sa dilatation, ne sont point du tout concluantes; vivante elle peut supporter une dilatation lente. Je crois cependant que cette dilatation de toutes les couches artérielles n'existe pas long-temps, et que les deux intérieures se rompent bientôt ; elle est même plutôt un agrandissement du tube artériel qu'un kyste anévrismal.

résultats n'avoient point lieu, et on est contraint dès-lors de les considérer comme des choses fort accessoires, qui occasionnent ou favorisent certaines dilatations, mais qui ne constituent nullement les anévrismes : ceux-ci existent toujours, quoiqu'il y ait rupture préliminaire ou secondaire de la tunique interne ou de l'externe, chose infiniment rare quand on l'oppose au premier cas, qui forme la plupart des tumeurs anévrismales. D'ailleurs, ces dilatations avec rupture partielle de l'épaisseur de l'artère présentent éminemment les qualités anévrismatiques ; elles existent aux dépens, de la plus superficielle ou de la plus profonde de ses tuniques. Les anévrismes secondaires s'établissent à la suite des plaies artérielles; ils ont une poche purement cellulaire ou veineuse, et on pourroit les nommer anévrismes secondaires, cellulaires ou veineux.

Il faut distinguer les varices primitives des ulcères variqueux et avec varices. Ceux-ci sont des ouvertures organiques, ordinairement phthisiques, avec dilatation asthénique des veines capillaires et soucutanées. Les varices proprement dites affectent principalement les veines soucutanées des jambes et les spermatiques (testiculaires) ; elles sont de simples dilatations asthéniques de ces veines, et par conséquent elles diffèrent beaucoup des anévrismes, qui sont des dilatations organiques des artères. On ne peut pas, en effet, regarder les veines comme de simples tuyaux mécaniques ; le sang y circule par l'action du système capillaire, par l'action des muscles, et par une sorte de résistance vitale de leurs parois. C'est cette résistance qui est insuffisante ou diminuée, et comme perdue dans les varices. Examinez ce qui se passe dans la varicocèle, et vous serez convaincu de ce que je dis ici. Si la tonicité des veines spermatiques est plus diminuée, comme il arrive quelquefois, il en résulte une tumeur plus noueuse, plus considérable et comme douloureuse; le froid, en rendant leur tonicité à ces veines, fait dissiper la tumeur variqueuse.

Aux dilatations vasculaires se réunissent naturellement les rétrécissemens partiels ou complets des vaisseaux et des conduits excréteurs. Les resserremens sont, en effet, les contraires des dilatations: celles-ci arrivent parce que les fluides font plus qu'ils ne devroient pour maintenir seulement les vaisseaux; ceux-là ont lieu quelquefois, parce qu'il y a défaut de ce qui est superflu dans les dilatations.

Les artères s'oblitèrent et se collent dans les inflammations cellulaires, dans leurs dénudations, dans leurs contusions et compressions, après leurs gangrènes et leurs plaies, et quand elles cessent de donner passage au sang. Les chirurgiens savent tirer parti de leurs oblitérations pour guérir les anévrismes. Plusieurs auteurs rapportent des exemples de veines oblitérées. Mais le rétrécissement est sur-tout familier aux réservoirs et aux conduits muqueux. On attribue ordinairement les obturations des conduits à la tuméfaction de leur membrane muqueuse par le fait de l'inflammation: cette membrane gorgée de fluides, dit-on, doit diminuer le diamètre du canal respectif. Mais cette cause n'existe que momentanément ou pour quelques conduits particuliers. Tant que la muqueuse urétrale, par exemple, sera en pleine suppuration, il est bien clair que le diamètre du conduit excréteur de l'urine sera moindre ; mais il vient un temps où son engorgement et l'écoulement muqueux cessent, et où la force de resserrement entre manifestement en exercice, pour produire la petitesse et l'étroitesse réelles du canal, prouvées par l'anatomie pathologique et le cathétérisme. Dans le seul embarras du canal lacrymal, le gonflement muqueux fait tout ; mais dans les obturations véritables, il me semble que la force tonique et la nutrition ont une influence particulière.

Il y a des resserremens toniques des conduits qu'on peut nommer primitifs ; d'autres sont secondaires à leurs affections organiques. Plusieurs tuyaux s'obturent lorsqu'ils ne sont pas entretenus par leurs fluides respectifs. Les diverses parties du tube digestif sont sujettes aux rétrécissemens. Le rectum, qui se rétrécit dans quelques-unes de ses maladies organiques, et après quelques opérations faites sur sa membrane muqueuse, peut se rétrécir primitivement. La vessie est exposée à un resserrement partiel. On sait que le canal de l'urètre peut s'oblitérer sans avoir été pris de quelque maladie catarrhale. Le canal de la glande salivaire sous-maxillaire paroît aussi s'oblitérer quelquefois d'une manière primitive. Dans tous ces cas de resserremens primordiaux, on n'accusera certainement pas des gonflemens des membranes intérieurs de les avoir produits, d'autant plus qu'il se fait dans quelques-uns d'eux, une sorte de cicatrisation. D'autres resserremens des conduits sont consécutifs à leurs maladies. Les conduits lacrymaux se ferment quelquefois après leurs inflammations , sans contracter précisément des adhérences par leur surface intérieure, comme cela peut leur arriver, ainsi qu'aux narines et aux paupières, après leurs brûlures. Le rétrécissement, ou plutôt l'obstruction de l'œsophage arrive lors de ses maladies organiques, et sur-tout dans l'affection chronique de sa membrane musculaire. Le rectum peut aussi se boucher dans quelques-unes de ses affections. Le canal de l'urètre nous donne des preuves extrêmement fréquentes de son rétrécissement secondaire: c'est même vers la fin de la période phthisique de ses catarrhes, que ses resserremens arrivent, etc. Il ne faut peut-être pas faire une force ou propriété vitale particulière de celle qui tend à rétrécir les canaux, et à les changer en des corps solides ou pleins, en rapprochant leurs parois sur elles-mêmes: les obturations sont en général liées aux lois des cicatrisations intercellulaires. Voyez l'influence marquée d'une semblable force dans la clôture des plaies, des ulcères et sur-tout des fistules, qui fait que les cicatrices de ces diverses ouvertures organiques sont moins étendues qu'elles-mêmes : ne nous annonce-t-elle pas les rapports de certaines obturations avec des changemens de nutrition? Au reste, les resserremens toniques se rapprochent davantage des maladies organiques proprement dites que les dilatations: une fois commencés, ils peuvent se continuer, quoique leur cause occasionnelle n'existe plus, et se renouveler quand ils ont été guéris : d'où vient la nécessité de prolonger l'emploi des moyens dilatans, et de porter très-loin la dilatation.

Tableau des dilatations toniques des vaisseaux, et des resserremens toniques des conduits excréteurs.

Dilatations vascul. { Du cœur et des artères (anévrismes),
Des veines (varices).

Resserremens des conduits lacrymaux, salivaires, digestifs, urinaires, etc.

Maladies des forces sécrétoires et des fluides sécrétés.

Différences entre les maladies organiques et sécrétoires. — Les vices des sécrétions se rapprochent des maladies nerveuses. — Ces maladies sont ordinairement liées à un trouble vital. — Classification.

Les sécrétions, fonctions accessoires à la nutrition de certains organes nommés glandes sécrétoires, sont susceptibles d'éprouver des dérangemens qui n'ont pas encore fixé particulièrement l'attention des pathologistes. Les glandes salivaires, biliaire, rénale, etc. comme parties organisées et douées de la faculté de se nourrir, sont exposées à l'inflammation, à la gangrène et aux affections organiques lentes; et, comme chargées de fonctions spécifiques, elles sont la source d'altérations particulières.

Les lésions de nutrition changent plus ou moins notablement l'organisation des parties. Dans les vices de sécrétion, il ne faut pas s'attendre à des transformations de texture: si elles pouvoient arriver, elles seroient les résultats de l'influence du vice de sécrétion sur la nutrition. C'est donc sans raison qu'on a cru découvrir des altérations rénales très-remarquables dans le diabètes, dans quelques calculs, etc.; elles ne peuvent pas plus exister pour la sécrétion urinaire dérangée, que pour les déréglemens de l'action nerveuse. Les maladies des facultés sécrétoires se rapprochent donc des maladies nerveuses, et s'éloignent beaucoup des affections organiques. Il est un autre point de contact entre ces maladies non moins important à savoir. Les phénomènes morbides des vaisseaux sécréteurs, relativement aux sécrétions, ont de grands rapports avec les névroses, au point même que plusieurs maladies sécrétoires sont regardées comme névrotiques. Aussi les vices de sécrétion me semblent tenir le milieu entre les maladies nutritives et les névroses externes, et servir comme de moyen de passage des unes aux autres de ces affections.

La chirurgie traite des lésions des fluides salivaires, urinaire, séminal, et de quelques calculs biliaires. Ces maladies sont-elles toutes dignes de figurer parmi les maladies vitales primitives? Il ne peut s'élever aucune contestation au sujet du diabètes et du flux séminal, qui reconnoissent évidemment pour cause des lésions des forces sécrétoires du rein et du testicule; il n'en est pas tout-à-fait de même pour les calculs. Voyons cependant, et il est bon de l'examiner, si toutes les pierres qui se forment dans les diverses parties des appareils sécréteurs et excréteurs, doivent être indifféremment regardées comme des maladies purement physiques et indépendantes de toute action vitale lésée, soit de la part des vaisseaux sécréteurs, soit de la part des fluides sécrétés. Il me semble que les calculs spontanés constituent des maladies vitales:

la disposition syncrasique à ces affections, et diverses circonstances dans lesquelles elles se présentent, sont favorables à cette manière de voir. En effet, tous les individus ne sont pas également sujets aux calculs biliaires. Ils surviennent principalement chez des individus bilieux, mélancoliques, ou chez des femmes d'un tempérament foible. Les enfans et les vieillards, sur-tout ceux qui sont foibles, sont plus souvent atteints des calculs urinaires que les adultes. Certains calculs sont affectés à l'enfance ; d'autres le sont à l'âge adulte. Les pays marécageux sont favorables à la naissance des pierres urinaires, etc. On a donc des raisons pour soupçonner un état morbide particulier des organes sécréteurs, et dès-lors on entend parfaitement les mutations qui peuvent exister dans les principes constituans des fluides respectifs et la formation des calculs spontanés. Quant aux calculs accidentels, comme ceux qui se forment par le séjour prolongé des fluides sécrétés dans quelque partie, par leur contact avec quelque corps étranger, ils ne dépendent pas d'un vice de sécrétion ; mais ils pourroient fort bien n'être pas tout-à-fait physiques. Nos fluides sécrétés perdent nécessairement de leur vitalité en séjournant longtemps dans une partie des appareils excréteurs, et on sait que la foiblesse de la vie facilite les actions chimiques ; mais abandonnons un sujet si stérile et trop peu fait pour l'observateur.

Tableau des maladies des forces sécrétoires et des fluides sécrétés.

Communes à plusieurs appareils sécréteurs. . . .	Calcul salivaire,		On en trouve plusieurs exemples indiqués par le nom de *pierres sous la langue.*
	biliaire intestinal,		
	urinaire ;	rénal, urétérique, vésical, urétral, préputial, etc.	
Propres à quelques-uns.	Diabètes, Flux séminal, etc.		Ces dernières maladies sont sur-tout de l'empire de la médecine pharmaceutique.

Maladies des facultés vitales musculaires et nerveuses (névroses).

Elles reconnoissent pour cause deux troubles opposés de l'irritabilité et de la sensibilité. — Convulsions et paralysies naturelles et accidentelles. — Classification.

Il ne faut pas chercher dans les névroses chirurgicales primitives, peu multipliées d'ailleurs, de grands bouleversemens, des affections qui intervertissent tous les actes de l'organisme : toutes sont bornées à des organes qui ne jouent point de rôle principal, comme l'encéphale, l'ensemble musculaire.

Elles se rapportent à deux changemens contraires de l'irritabilité ou contractilité musculaire organique et de la sensibilité.

Les lésions d'irritabilité consistent dans une augmentation ou une diminution naturelles ou accidentelles de cette faculté : ce sont des convulsions ou des paralysies. Les augmentations d'irritabilité sont ordinairement naturelles, c'est-à-dire, des effets de l'âge ; rarement sont-elles déterminées accidentellement : les premières sont celles de la vessie, qui cause l'incontinence d'urine chez les enfans, et celle du rectum, qui produit des phénomènes analogues ou d'autres particuliers. Le torticoli et le strabisme par action musculaire exagérée, sont des augmentations accidentelles d'irritabilité. Il seroit cependant permis de disserter pour savoir si ces convulsions habituelles ne sont pas plutôt nerveuses que simplement musculaires. Les diminutions d'irritabilité sont naturelles ou accidentelles. La paralysie de vessie chez le vieillard peut être considérée comme un effet de l'âge, quoique certaines circonstances la facilitent quelquefois. L'irritabilité très-vive chez l'enfant produit des actes très-énergiques et très-multipliés, une circulation rapide, des actes digestifs très-répétés, une contractilité extrême de la vessie et du rectum, et s'éteint à mesure que l'homme avance en âge : moins vive chez l'adulte, mais plus robuste, elle se perd successivement chez le vieillard, et la paralysie de la vessie, du rectum, la lenteur des mouvemens circulatoires, sont des effets naturels de sa destruction, comme la gangrène sénile est un résultat de l'âge dirigé sur la nutrition. L'irritabilité diminue aussi accidentellement. L'accumulation d'une trop grande quantité d'urine dans la vessie, et la dilatation excessive de cette poche, enlève à ses fibres musculaires leur contractilité, sur-tout si celle-ci est déjà diminuée. L'irritabilité de la vessie s'affoiblit encore, mais d'une manière symptomatique, dans ses inflammations, dans les affections adynamiques générales, et dans les névroses primitives ou secondaires du cerveau et de la moelle épinière. Dans quelques-uns de ces cas, elle est diminuée par le dérangement de la tonicité des fibres musculaires; dans les autres, on pourroit avec raison soupçonner plutôt un abandon de l'influence nerveuse, qu'une véritable perte d'irritabilité. La paralysie du rectum est aussi un effet de l'irritabilité diminuée, soit essentiellement, soit d'une manière symptomatique, etc.

Les lésions de sensibilité particulière consistent, comme celles de l'irritabilité, dans une augmentation ou une diminution de cette action. Les paralysies acoustiques, optiques ou ophthalmiques, plus ou moins complètes, servent à montrer que les actions vitales diminuées l'emportent sur celles sincèrement augmentées.

Tableau des Névroses chirurgicales (1).

Lésions d'irritabilité.	De la vessie (convulsion ou paralysie, d'où incontinence ou rétention d'urine), Du rectum, De quelques muscles de la vie animale. — Des muscles de l'œil (strabisme musculaire), de l'orbito-palpébral (convulsion ou paralysie de la paupière supérieure); du sterno-mastoïdien (obstipité ou torticoli), etc.
Lésions de sensibilité.	Acoustique, Optique. — Nyctalopie, éméralopie et amaurose.

MALADIES PHYSIQUES PRIMITIVES.

Maladies de la continuité.

Solutions physiques de continuité (plaies ou blessures, ruptures et fractures).

On doit les séparer des maladies vitales qui troublent la structure naturelle. — Elles arrivent subitement. — Elles sont presque étrangères à la médecine interne. Elles ont été rapprochées sans raison des ulcères. — Époque où la plaie est un ulcère. — Toute plaie doit être assimilée à une solution de continuité. — Les lésions de la vie déterminées par les solutions de continuité sont les mêmes que celles qui sont primitives. — Classification des solutions de continuité.

Les affections essentielles de la structure de nos organes doivent être séparées soigneusement des

(1) Les névralgies ne méritent pas d'être rapportées à la classe des névroses, c'est-à-dire, des affections propres aux muscles et

maladies de la vie qui troublent ou changent plus ou moins manifestement l'organisation naturelle. Ici le changement organique est secondaire, et le trouble de la vie importe principalement à connoître et à bien méditer. Dans les altérations de la texture, on trouve deux séries de phénomènes bien distincts: les uns sont primitivement physiques, comme la coupure, la piqûre, la déchirure, etc.; d'autres tiennent au dérangement consécutif de la vie et sont le fruit nécessaire des premiers.

Un caractère indispensable aux lésions de continuité, comme à toutes maladies physiques, et qui les distingue spécialement des maladies avec lesquelles elles paroissent avoir de l'analogie, est leur invasion ou arrivée subite. Cette circonstance est de rigueur et ne souffre aucune exception : la raison en est simple. Si ces maladies arrivoient lentement, elles ne seroient plus, strictement parlant, préalables à la lésion de la vie, et elles en deviendroient concomitantes avant qu'elles fussent pleinement décidées : elles se présenteroient sous l'aspect d'extensibilités toniques.

Les maladies préliminaires de la tissure sont presque étrangères à la médecine interne, et la seule cautérisation et escarrification de l'estomac, qui doit être regardée comme une plaie de cet organe, n'est pas de l'empire de l'art chirurgical : toutes les autres lésions de texture demandent, en effet, pour leur

aux nerfs; elles sont pour ces derniers ce que le rhumatisme est pour les premiers, et elles se rangent parmi les maladies organiques.

traitement, des moyens physiques que la médecine pharmaceutique ne sait point distribuer.

Les plaies et les fractures ont été comprises par plusieurs pathologistes sous le titre de solutions de continuité ; mais ces mêmes pathologistes ont placé les ulcères à côté d'elles, et on en a même rapproché les abcès ou dépôts (Callisen) et les divisions congénitales, fautes très-grossières que la plus mince réflexion fait éviter. En effet, un ulcère suppose toujours une nutrition vicieuse : c'est une ouverture produite ou entretenue vitalement. La plaie, au contraire, avec division de tissu bien réelle, est une solution physique de continuité de certains systèmes organiques. Il est donc impossible de confondre ces deux choses et de les assimiler l'une à l'autre. La plaie peut cependant devenir un ulcère, et il est très-facile de fixer l'époque, indéterminée dans les ouvrages de pathologie, à laquelle elle doit porter cette dernière dénomination. Durant son inflammation, la plaie ne peut être considérée, sans erreur, comme un ulcère : elle est dans des dispositions de conglutination, et la force vitale qui l'anime tend à la faire disparoître. Si la tonicité languit, si l'action nutritive n'est point énergique, la plaie tend à se prolonger, et elle devient alors un ulcère de nature phthisique ; ce n'est plus une division simple de tissu qui existe, c'est une solution tonique ou organique de continuité contre laquelle un traitement spécial doit être dirigé (1). Mais parce qu'une

(1) *Vulnus semper ad sanitatem tendit, in ulcere aliquid est, quod impedit curationem, platnerus.*

maladie se termine par une autre, il n'est pas permis, ce me semble, de ranger la première parmi des actes semblables à la seconde. On ne peut donc pas mettre dans une même classe les plaies, les fractures et les ulcères. A plus forte raison, les abcès de nature variée ne cadrent pas avec les solutions physiques de continuité : ils reconnoissent pour cause une affection primitive ou consécutive de la vie. La réunion des fentes congénitales aux plaies mérite-t-elle vraiment d'être critiquée ?

Toutes les maladies essentielles de la texture, à parler rigoureusement, n'existent pas dans des divisions de tissu. Il en est de ces maladies, à cet égard, comme des maladies organiques qui, dans beaucoup de cas, n'impriment pas des dérangemens sensibles de structure. N'en est-il pas de même pour les hernies et les déplacemens des os, affections qui ne sont pas entièrement comprises par nos dénominations? Plusieurs petites hernies consistent plutôt dans des efforts ou des distensions du péritoine que dans de vrais déplacemens, et les entorses, qui ne sont pas des changemens de position, se placent cependant à côté des luxations, sortes d'obliquités osseuses. Les définitions ordinaires des lésions de texture, représentées par le mot solution de continuité, ne sont donc pas essentiellement vicieuses, et deviennent claires et intelligibles pour tous ceux qui veulent les entendre. Si la solution de continuité frappe les os, on l'appelle fracture, plaie en l'os ou de l'os ; si elle arrive à une partie molle, on lui donne généralement le nom de plaie ou de blessure proprement dite. Je dis généralement, parce que la forme de la lésion physique primitive est principalement envisagée dans la détermination exacte de la signification du mot plaie. La coupure est continuellement nommée plaie, soit qu'elle offense les parties molles, soit qu'elle siége dans les parties dures, comme les organes fibreux, cartilagineux et osseux. Il en est de même de la piqûre et des effets immédiats de la contusion ; car ses effets éloignés sont nommés commotions et contre-coups. La rupture prend une dénomination particulière suivant qu'elle siége dans tel ou tel autre tissu : on ne donne pas même le nom de plaie à quelques-unes de ses espèces. La rupture de la peau, du tissu cellulaire, du musculaire, etc. prend le nom de déchirure; on décore du titre de rupture proprement dite la dilacération des organes fibreux, et de celui de fracture, la rupture ou cassure des os. Toutes ces différences dans la nomenclature des solutions de continuité doivent d'abord apporter quelque confusion dans l'idée qu'on doit se former de ces maladies ; mais il est presque impossible de les faire disparoître : un mot nouveau et générique ne seroit point applicable dans tous les cas; car chaque forme de dérangement de structure veut une dénomination particulière. Faites une division particulière des blessures du tendon d'Achille, il faudra bien distinguer leurs différentes espèces, et dès-lors les mots coupure et rupture se présenteront naturellement pour les exprimer. On n'empêchera jamais l'emploi du mot fracture indiquant la dilacération des os soumis, dans d'autres circonstances, à la coupure, à la piqûre et à la contusion.

Les lésions des propriétés vitales, secondaires aux solutions de continuité, sont à-peu-près les mêmes que celles qui existent primitivement : il y a des dérangemens vitaux organiques ou nerveux ; les inflammations et les gangrènes sont des résultats nécessaires et naturels de certaines lésions de texture, et les états phthisiques et sarcomateux sont des terminaisons des inflammations. Il seroit possible de classer les formes des solutions de continuité d'après les actions téniques ou vitales préliminairement produites. La coupure, la piqûre, la déchirure médiate, la rupture et la brûlure aux deux premiers degrés, sont naturellement suivies de l'inflammation, et composent des plaies phlegmasiques ; tandis que la brûlure au troisième degré et la contusion extrême produisent l'escarrification, ou la perte de disposition organique et de la vie des parties. Tous les états physiques et vitaux des solutions de continuité mériteroient de longues descriptions ; mais il n'est pas de mon objet de les présenter.

On ne peut pas classer les solutions de continuité comme les maladies organiques. Celles-ci commencent ordinairement par un système particulier et se propagent aux circonvoisins. Une lésion de continuité est quelquefois isolée et bornée à un tissu ; mais très-fréquemment plusieurs systèmes organiques sont enveloppés à la fois. En prenant les tissus organiques pour base de la division des blessures, on tenteroit donc l'impossible ; on tronqueroit tous les faits en même temps qu'on s'exposeroit à des répétitions éternelles. Aussi les chirurgiens ont pris pour fondement nosologique l'ordre anatomique des parties, etont considéré successivement les plaies de la tête et du col, de la poitrine, de l'abdomen et des membres : ils les ont en quelque sorte classées d'après leur direction. C'est donc l'ordre que j'ai indiqué comme possible pour les maladies organiques primitives, qui est seul convenable pour les solutions de continuité ; et après des notions générales sur les diverses formes de ces maladies, on les étudie dans les diverses régions du corps. Mon ordre ne diffère guère de celui des chirurgiens.

Tableau des Solutions de continuité.

Du tronc.	(Des organes à membranes séreuses, ou des viscères et des cavités respectives).
A. De la tête et du rachis. (Des appartenances de l'arachnoïde.)..	Des parois crâniennes, de l'encéphale et de ses membranes ; Des parois rachidiennes, du prolongement rachidien et de ses enveloppes membraneuses ; De la face et des organes des sens. — De l'appareil oculaire, du buccal, du nez et des fosses nasales, etc. Du col et des vaisseaux céphaliques.
B. De la poitrine. (Des appartenances des plèvres et de la séreuse péricardiaque.) . . .	Plaies des parties molles extérieures ; Fractures des côtes ; Plaies de l'appareil pulmonaire, du cœur et des gros vaisseaux ; Plaies de l'œsophage.
C. De l'abdomen. (Des appartenances du péritoine).	Plaies des parois abdominales ; Fractures et désunions des os du bassin ; Plaies de l'épiploon, de l'estomac et des intestins ; Des appareils biliaire, urinaire et génital.

Des membres. (Des appartenances des membranes synoviales.)	De la peau et du tissu cellulaire ; Des aponévroses, des muscles et de leurs tendons ; Des nerfs principaux ; Des artères ; Des membranes articulaires (plaies des articulations) ; Des os (fractures des os des membres).

Corps étrangers.

Des corps étrangers extérieurs, d'une nature plus ou moins malfaisante, ou nuisibles seulement par leurs qualités mécaniques, peuvent s'introduire dans nos conduits et nos cavités naturels, ou être appliqués à quelque partie proéminente du corps.

Cette petite section de maladies physiques primitives de la continuité, très-naturelle sans doute, se compose d'affections propres à quelques parties.

Tableau des Corps étrangers.

Introduits.	Dans le conduit auditif, Derrière les paupières, Dans les fosses nasales et les voies aériennes, Dans les voies de la digestion, l'œsophage et le rectum, Dans les voies de l'urine et dans le conduit utérin.
Appliqués à une partie saillante du corps.	Au nez, Aux oreilles, A la verge, Aux membres, Aux doigts.

Solutions physiques de contiguité (déplacemens).

On doit les éloigner de beaucoup de maladies qui ne leur ressemblent qu'en apparence.

Plusieurs pathologistes ont nommé déplacemens les changemens contre nature de position de nos organes, les hernies, les chutes et les luxations, affections qui ne sont pas toutes de la même lisière, et ne méritent pas dès-lors de faire partie de la même classe. L'exophthalmie n'est que l'effet d'une maladie de l'œil ou de quelqu'une de l'orbite. La chute de l'iris doit être traitée à l'occasion des plaies et des ulcères de la cornée. Le renversement de la paupière supérieure et celui de l'inférieure ne sont pas des maladies primitives. La chute de la luette et l'invagination des intestins ne sont pas des déplacemens véritables ; ces faits sont consécutifs à d'autres qui les rappellent à leur histoire. Les luxations dites spontanées du fémur, du radius et de la tête ne peuvent pas être placées parmi les déplacemens primitifs : elles ne sont que des effets et des symptômes d'une maladie organique articulaire. Les seuls changemens de position désignés par les noms de luxations mécaniques et de hernies primitives, et quelques lésions utérines, sont de vrais déplacemens.

Déplacemens des viscères ou des organes à membranes séreuses. (Hernies.)

Disposition différente des organes splanchniques à hernier. — Hernies primitives. — Hernies consécutives. — Changemens arrivés aux membranes séreuses. — Classification.

La hernie est un changement maladif de position d'un viscère ; elle est pour les organes recouverts de membranes séreuses, ce que la luxation est pour ceux à membranes articulaires.

Presque tous les organes splanchniques sont susceptibles de faire hernie, et d'autant plus que la cavité qui les contient est moins résistante, qu'ils sont plus variables dans leurs rapports naturels, etc. Le poumon, et sur-tout le cerveau, contenus dans des cavités osseuses, ne s'échappent que très-difficilement et dans des circonstances particulières ; au lieu que les organes abdominaux et pelviens sont très-exposés à hernier, et se déplacent même de diverses manières inconnues aux organes pulmonaire et encéphalique.

La hernie est primitive quand un organe se déplace avant tout autre. Le cerveau et le poumon ne peuvent former que des hernies préliminaires et isolées. Les organes du bas-ventre éprouvent des déplacemens primordiaux et souvent isolés ; mais ils subissent d'autres séries de changemens vicieux de situation : ils peuvent hernier simultanément et consécutivement. L'intestin et l'épiploon forment souvent une hernie simultanée ou concomitante ; ils se déplacent aussi d'une manière consécutive, de manière que la hernie de l'un vient compliquer celle de l'autre. Le foie, la rate, etc., ne peuvent se déplacer que d'une manière secondaire : aussi est-il impossible de traiter spécialement de leurs hernies, et de les présenter dans un cadre pathologique.

En se déplaçant, les organes des cavités peuvent se comporter de diverses manières à l'égard des membranes séreuses qui les tapissent. Les uns poussent devant eux celle de la cavité respective. Le cerveau pousse l'arachnoïde et la dure-mère ; le poumon la plèvre costale, et les organes abdominaux la partie du péritoine qui revêt l'endroit de la cavité abdominale correspondant au lieu de leur déplacement. Ces membranes éprouvent ordinairement une extension mécanique du tissu ; quelquefois seulement l'extension est tonique : dans les deux cas, elles s'alongent et s'agrandissent dans le lieu pressé, et fournissent, soit par une première extension, soit par d'autres subséquentes, une poche, une vessie qui logent les parties herniées, et qu'on nomme sac herniaire, lequel est généralement sujet aux mêmes altérations organiques que les organes déplacés. Ce simple agrandissement des poches séreuses dans le lieu pressé et distendu fait différer les hernies des luxations, qui sont presque toujours avec rupture des membranes synoviales. D'autres organes splanchniques se déplacent sans être devancés par une poche séreuse. La vessie urinaire sortant par l'anneau inguinal, forme hernie sans être précédée du péritoine, qu'elle tire seulement après elle à mesure qu'elle se déplace; de manière qu'il peut se former une poche séreuse ou péritonéale qui reste communément vide. Les déplacemens utérins présentent aussi des particularités remarquables.

Tableau des Hernies.

Encéphalique (encéphalocèle).
Pulmonaire (pneumocèle).
Intestinale (entérocèle).
Épiploïque (épiplocèle).
Vésicale (cystocèle).
Utérines. { Antéversion, rétroversion, descente utérine, renversement utérin, hernies proprement dites (utérocèles).

Déplacemens des os ou des organes à membranes synoviales.
(Entorses, luxations et diastases.)

Description générale des luxations. — Nomenclature nouvelle, et classification.

Les entorses méritent vraiment de prendre place à côté des luxations. Les chirurgiens ont compris depuis fort long-temps qu'elles n'étoient qu'une tendance et un premier pas vers la luxation. On peut justement les comparer à ces efforts ou distensions péritonéales déterminées par la pression des viscères qui tendent à s'échapper, et qu'on confond avec ce que Richter nomme petites hernies.

Les luxations, complémens des maladies précédentes, sont des affections essentiellement mécaniques, propres aux connexions à cavité synoviale (1) et presque particulières aux membres,

---

(1) Je divise les connexions des os en celles à membranes synoviales, et en celles sans membrane synoviale. Les pre-

avec altération de leur situation, de leur longueur, de leur direction, de leurs formes et de leurs fonctions. Elles forment des tumeurs dures et résistantes, plus ou moins superficielles, saillantes et volumineuses, correspondantes à une dépression ou à un enfoncement opposé plus ou moins apparent. Situées à un point du contour ou de la circonférence d'une cavité articulaire, elles ont des rapports différens suivant le point où elles apparoissent. Constituées par la sortie et la présence d'une ou plusieurs extrémités osseuses, dans un grand nombre de cas par la sortie totale de la tête de l'os de sa cavité, dans d'autres par le déplacement partiel de l'extrémité articulaire, elles sont toujours produites d'une manière brusque et violente, le plus communément avec rupture de la membrane synoviale, avec déchirement plus ou moins étendu de la capsule fibreuse ou des ligamens du côté par lequel l'os se déplace, et dont la situation répond ordinairement à ces lésions des systèmes synovial et fibreux. Elles existent quelquefois sans une lésion importante du tissu cellulaire et de la peau, d'autres fois avec plaie, déchirure et perforation de ces parties, compression des lymphatiques, contusion des cordons nerveux, etc. Les luxations présentent dès-lors, comme tout déplacement, trois ordres de phénomènes bien séparés, soit par rapport à la lésion de l'article, soit par

---

mières sont exposées à l'entorse et à la luxation ; les dernières peuvent subir des disjonctions, des écartemens qu'on peut rapporter presque indifféremment à la classe des solutions de contiguité ou à celle des solutions de continuité.

rapport à celle des parties organiques voisines : des symptômes purement mécaniques, des vices de fonction de la partie luxée et des lésions vitales organiques secondaires.

Tableau des Luxations.

Maxillo-sphénoïdale.
Atloïdo-axoïdienne.
Claviculaires, claviculo-sternale, acromiale.
Humérales. { Huméro-sous-glénoïdale, sous-scapulaire, sous-acromiale, claviculaire.
De l'avant-bras.
Diastases de l'avant-bras, radio-cubitale, cubito-radiale.
Du carpe, carpo-palmaire, suspalmaire, cubitale, radiale.
Des doigts.
Fémorales. { Fémoro-sus-pubienne, sous-pubienne, iliaque, ischiatique.
De la rotule.
De la jambe.
Diastase du péroné.
Du tarse et des orteils.

FIN.

TABLEAU GÉNÉRAL.

- 1°. *Maladies primitivement et essentiellement vitales.* (Maladies primitives de la vie.)
  - Ire. CLASSE. *Maladies congénitales.* (Vices de conformation ou d'organisation primitive.)
  - IIe. CLASSE. *Maladies organiques.* (Lésions de la tonicité des vaisseaux capillaires, exhalans et absorbans, et de la nutrition.)
    - Ier. ORDRE. *Phlegmasies* ou *Inflammations.* (Sthénies capillaires, exhalatoires et nutritives.
    - IIe. ORDRE. *Phthisies.* (Lésions asthéniques lentes de la circulation capillaire, de l'exhalation, de l'absorption et de la nutrition.)
    - IIIe. ORDRE. *Sarcômes.* (Exubérances nutritives.)
    - IVe. ORDRE. *Cancers* ou *Carcinômes.* (Transmutations organiques très-asthéniques.)
    - V^e^. ORDRE. *Gangrènes.* (Asthénies aiguës, affections des tissus naturels qui tendent à la mort.)
  - IIIe. CLASSE. *Dilatations toniques des gros vaisseaux* (anévrismes et varices), *resserremens toniques des conduits excréteurs.*
  - IVe. CLASSE. *Maladies sécrétoires.* (Vices de sécrétion.)
  - V^e^. CLASSE. *Maladies des facultés vitales musculaires et nerveuses.* (Névroses.)
- 2°. *Maladies primitivement et essentiellement physiques.* (Maladies primitives des tissus.)
  - VIe. CLASSE. *Maladies de la continuité.*
    - Solutions de continuité. (*Plaies et fractures.*)
    - Corps étrangers.
  - VIIe. CLASSE. *Solutions de contiguité* ou *déplacemens.* (Hernies, entorses et luxations.)

ERRATA.

Page 9, ligne 12 : leur, *lisez* lui.
Page 69, ligne 24 : adhsion, *lisez* adhésion.
Page 121, lignes 15 et 16 : et celle beaucoup moindre, *ajoutez*, des artérielles.

Les autres fautes sont recommandées à l'indulgence du lecteur.

De l'Imprimerie de FEUGUERAY, rue Pierre-Sarrazin, n°. 11.

www.ingramcontent.com/pod-product-compliance
Ingram Content Group UK Ltd.
Pitfield, Milton Keynes, MK11 3LW, UK
UKHW020149200726
13856UKWH00003B/908